二つ以上の世界を生きている身体《からだ》

韓医院の人類学

キム・テウ 著
酒井瞳 訳

柏書房

二つ以上の世界を生きている身体《からだ》

韓医院の人類学

はじめに　身体、医療、世界

旅の途中で本書を書いた。人類学は現地への旅であるが、人類学者自身の人生の旅もまた別に存在する。筆者は大学で化学を専攻し、卒業後は自動車会社で働いた。人類学を学び始めたのは三〇を過ぎてからだ。今は韓医学部[1]で教鞭をとっている。一言では言いあらわせないような旅路へと私を導いたのは、人に対する関心であった。

人類学を学ぶ前は、どこか分離された世界に閉じ込められているような気持ちだった。物質（化学）と事物（自動車）の世界と、人々の世界を分ける、当時は一層強力だった観念

1　訳注：韓国では医学部も薬学部も、西洋医学と東アジア医学の二元体制から成る。よって、医師免許や病院も、それぞれ西洋医学のものと東アジア医学のものに分かれる。文中の「医師」、「病院」は西洋医学の、「韓医師」、「韓医院」、「韓医学部」は東アジア医学のそれを指している。なお東アジア医学には、中国の中医学、韓国の韓医学、日本の漢方医学が含まれる。中国の伝統医学に起源がある点は共通だが、伝えられた先の土地や気候、人々の体質などに応じて独自の発展を経て現在に至る。

から抜け出したかった。その気持ちを具体的にしていく過程で、医療に関する人類学、すなわち医療人類学に出会った。医療人類学は、人の身体と心が経験する痛みを理解するのが人であり、それらの痛みを理解することは、世界を理解するための意味ある道であることを教えてくれた。人は身体を使って世界を生きているためだ。

身体で会社に通い、食事をし、映画を観てカフェに行く。また、自らとは別の身体と共に生きる。身体同士、表情や会話を交わし感情を伝え合う。人はそのような身体を知っている。身体が伝える感覚を知っており、痛みも知っている。この痛みに対する知が束ねられてできた体系が医療だ。実際に私たちが痛いと言うとき、私たちは痛む身体を生きている。その痛む身体が世界を生きている。

アメリカで医療人類学を学びながら、多様な地域の医療に関心を抱いた。東アジア医学に対する人類学の研究にも接することができた。中国、日本、台湾では、それぞれの東アジア医学に関する研究がすでに多く進行していた。しかし中国の〔伝統医学である〕中医学や日本の漢方医学とは違い、韓国の韓医学の研究は非常に不足していた。人口の規模や認知度に関係なく、多様な地域の医療を研究してきた人類学だが、韓国の東アジア医学に関しては本格的な研究がなかったのだ。その空白を埋めようと始めた医療現場の研究が、今この旅へと続いている。

さまざまな医療現場を往復しながら、多くのものを目にした。身体に対する理解が一つではないこと、痛みに対する理解がいくつも存在することをあらわす場面は、印象的だった。その場面は一つに規定されない身体の可能性について述べていた。そして身体に対する理解は、身体の外に対する理解とつながっている。人が生きる身体が、まさに世界を生きる身体であるように、私たちは身体を眺める視線で世界を眺め、生きる。そのつながりの部分に医療がある。医療は身体が経験する痛みを理解する方法とつながり、人が人生の中で世界を理解する方法と再びつながる。これが、医療の現場で接してきた場面、言葉、出会いが私に教えてくれたことだ。

本書は、韓医学を中心に、西洋医学と対照しながら現地での旅の様子を記録している。「西洋医学の」病院の看板のすぐ横で、韓医院の看板を目にすることができる韓国は、身体と痛みに対する「複数の」理解を考察することができる興味深い現場《フィールド》だ。病院と韓医院で接してきた場面は、互いを映す鏡の役割を果たし、一つの医療だけを研究していたならば目を向けることができなかった医療の実態を見せてくれた。

博士論文を書くため、二〇〇七年に韓国で始めた現地調査《フィールドワーク》は、現在まで続いている。長期間の現地調査は、医学の理論と専門用語の難解さを薄めるのに大きな助けとなった。本書では、韓医学と西洋医学について充分な期間の調査を経験し、反芻《はんすう》したのちに、読者の方々に読みやすい言葉でその経験を伝えようと試みた。医学の知識が話題にのぼり、医療行為が行《おこな》われる診療室は、本書の重要な現場だ。そこで韓医師、医師、看護師、患者、患者の家族をはじめとする多様な人々と分かち合った対話が、本書に込められている。

西洋医学もそうだが、韓医学という医療体系は、一つに規定することができる固定的なものではない。医療体系は時代と社会的条件の中で変化する。変化の具体的な内容に関する議論も重要だが、本書はそのような具体的内容をあらわす根底の部分に、より焦点を当てようと思う。韓医学はどのように身体を理解し、その理解にもとづいてどのように痛みにアプローチするのかを調べることが、本書の重要な関心事だ。これは変化の根幹に対する問題であり、変化に関するより深い議論のためにも必要なことだ。

全ての人類学はつながりの産物だ。現地で出会う人、空間、言葉などのつながりがなければ人類学はない。本書が生まれるまでにも数多くのつながりが存在してきた。本書はそうしたつながりの産物であり、それらのつながりがなければ決して編むことはできなかった。医療の現場と人類学を橋渡ししてくれた医療者たちに深く感謝する。また自身の疾病の経験を共有してくれた患者の方々がいなければ、本書は中途半端な出来で終わっていただろう。医療人類学研究会、生政治セミナー、新唯物論セミナー、存在論セミナー、医療歴史研究会、韓国現象学会の月例発表会、慶熙《キョンヒ》大学の水曜勉強会、人文社会医学研究会にて共に学んできた同僚、そして学生たちとのつながりは、本書の論点を鍛錬するのに決定的な役割を果たしてくれた。またトルベゲ出版社とのつながりがなければ、本書は日の目を見ることがなかっただろう。私という存在自体がつながりの結果であるということを、日々確認させてくれる妻と娘に感謝する。これらの重層的なネットワークが集まり、『韓医院の人類学』〔原題〕という本になった。そして、読者から再び生まれていくネットワークを本書は待ち望んでいる。読者にあらかじめ感謝を申し上げる。

二〇二一年二月
キム・テウ

【凡例】

・本書では文脈と状況によって「韓医学」と「東アジア医学」という用語を使い分けている。中国の中医学、日本の漢方医学、台湾の中医学、北朝鮮の高麗医学、韓国の韓医学が共有する内容を述べるときは「東アジア医学」を、韓国の地域性とつながった医学・医療の内容を述べるときは「韓医学」という用語を使用する。

・本書の一部の内容には、著者の次の論文をもとに修正・補完し、議論を発展させた部分が含まれている。

「韓医学　診断の現象学と近代的な視線の生成」、『韓国文化人類学』、二〇一二年。

「衛生、売薬、そして視点の推移——韓国社会の生政治の視点に対する考察」、『科学技術学研究』、二〇一四年。

「慢性疾患の数値化の生政治」、『韓国文化人類学』、二〇一四年。

「韓医学の病名の現象学」、『哲学と現象学研究』、二〇一五年。

「比較不可能な文化研究の人類学——生医学と韓医学、認識と実践の分岐を読む」、『比較文化研究』、二〇一六年。

「インタビューのない現地調査——東アジアの医療知識に対する人類学的接近」、『韓国文化人類学』、二〇一七年。

「国民国家の医療体系の中の東アジア医学——舎岩鍼の実践を通して見た伝統医療の存在の仕方」、『比較文化研究』、二〇一八年。

「治癒としての人間－植物の関係――存在論的人類学で再読する東アジア医学の本草論」、『比較文化研究』、二〇一八年。
「人間と人間でない存在の関係としての医療――存在論的人類学と医療人類学の接点の上で」、『韓国文化人類学』、二〇二〇年。
"Tradition on the Move: Emerging Acupuncture Practices in Contemporary South Korea," *Asian Medicine*, 2016.
"Cultivating Medical Intentionality: The Phenomenology of Diagnostic Virtuosity in East Asian Medicine," *Culture Medicine and Psychiatry*, 2017.

・本書に掲載されている写真は、著者が現地調査をしながら撮影したものである。

・本文中の［　］は著者による、〔　〕は訳者による補足である。訳者による補足が長くなる場合は、訳注である旨を記したうえで傍注として示した。原注・訳注を問わず、通し番号は行間に入れている。

・外国語文献の引用および参照にあたっては、邦訳がある場合は邦訳を参考にしたが、原則として訳者が『韓医院の人類学』から直接翻訳した。既存の邦訳をそのまま引用した場合は、出典注においてスラッシュのあとに対応する邦訳のページ数を示した。

1章　身体に関する真実は一つではない

몸에 관한 진실은 하나가 아니다

01 人類学者、病院と韓医院に行く

病院、指示の国

「最先端の癌《がん》の診断設備、ＰＥＴ－ＣＴ」。敷地内に入ると、建物の壁一面を覆う広告が目を引いた。別館の建物の二階から四階まで、計三階分を占める診断機器の写真と広告文は、建物のそばに行くとより大きく見えた。私は頭を反らして広告を見上げた。写真の中で横たわる患者は、ちょうど筒の中に入ろうとしているところだ。ガウンを着た医者が患者を眺めている。「たった一度の撮影で全身の癌の初期診断が可能。認知症および心筋梗《こう》塞《そく》の初期診断も」。写真の下には、大人の身長ほどある文字で、機器の最新機能に関する説明が書かれている。

広告に覆われた別館をあとにし、私は本館へと歩いて向かった。本館二階の外来診療室で、参与観察することになっていた。ロビーに入ってすぐ、今回は一列に並んだ数字が目を引いた。「二二三七、二二三八、二二三九、……八七六、八七七、……」受付の窓口ごとに異なる数字が表示されたモニターは、その下の窓口にいる職員たちよりも大きく見える。窓口の前の待合室席では、人々がモニターを凝視しながら椅子に座って待っている。幾列から成る待合室の椅子は、人でぎっしりと埋め尽くされている。窓口の横には、大型のモニター付きの機器が左右に一台ずつ設置されている。左側の機器は「無人処方箋発行機」、右は「外来受付番号表」と書かれている。病院のロビーにあるのは受付窓口だけではない。受付窓口の北側の壁面の横、つまり東側の壁面には、「検査予約」の窓口もある。次の来院時に受けることになる検査を予約する場所だ。「CT、MRI、心臓超音波、核医学検査……」最先端の医療検査名が並んでいる。

一階ロビーにて、二階に上がる階段のほうへと向かった。病院はすでに混雑している。患者と患者の付添人、来院する人、帰っていく人、十字路を成す廊下で前をよぎるように横断する人、車椅子を押す人、ベッドを引いて行く人、物を動かしている人。言い争う場面も見られた。「こっちに行かないといけないんだ。写真を撮らないと」。「受付にまず行かなくちゃ」。病院の廊下の十字路で、夫婦がしばしのあいだ言い争っていた。一人は患者で、もう一人は付き添いだ。矢印がいくつも表示された案内板が、夫婦の頭上にぶら下がっていた。

　定期的に訪問するようになってすでに六か月経つが、この病院で遭遇する場面に相変わらず視線を奪われる。視線を奪われる場面は一つや二つではなく、毎回新しい場所であるかのように感じる。まず、病院は「指示」で成り立つ場所だ。壁、天井、表示板、モニターは、指示であふれている。患者たちの手にも指示書が握られている。「順序１：一階窓口に行ってください」、「順序２：三階映像医学科窓口に行ってください」。看護師、または受付職員から受け取った案内を地図のように携えて、患者と付添人は病院内を往来する。

　病院ほど、行くべき場所やすべきことを熱心に示してくる場所はないだろう。病院が指示の空間であることを示しているのは、院内の矢印の存在だ。病院ではどこにでも矢印がある。「→」、「↓」、「↑」は基本だ。「↲」、「↳」、「⮥」、「↴」だけでなく、「↘」、「↗」もある。矢印の列は私を二階まで案内してくれた。ロビーの階段の方向に「→」が方向を示していた。行ってみると、階段がある通路から外れて二階に上がるための「↗」に出くわした。二階の階段通路を出れば右方向に行き、再び右回転するようにと「↴」が進行方向を指示している。

　二階の外来診療室の前に到着すると、待合室はすでに患者でいっぱいだった。外来診療室ごとにモニターが付いており、ここでも人々の視線はモニターに注《そそ》がれていた。「パク・〇ジュンさん次の診療です」。「キム・〇ヒョンさんその次の診療です」。名前一文字を丸で表示した字幕が、モニターに流れる。[1] モニターのすぐ横の診療室の扉が開き、順番が来た人を看護師が呼ぶ。「〇〇〇さんお入りください」。

私は診療を観察するため、ある外来診療室の前にほかの患者たちと一緒に座っていた。座りながら担当の看護師が私に気づくのを待った。担当看護師はこの時間に私が来ることを知っている。到着を知らせにこちらから声をかけにいくこともできるが、午前の診療がしばらく続く時間帯に診療の邪魔にならないよう慎んだ。

その間《かん》ゆっくりと待ちながら病院を見渡した。診療室の壁面のモニターでなくても画面は多い。患者にとってちょうど見やすそうな場所にテレビ画面がある。ミュートにされたニュース番組が、字幕と共に放映されていた。テレビは適当な間隔をあけて配置されており、そのあいだには病院紹介を上映する画面が別に置かれている。病院の歴史、最先端の診断機器、医療者の倫理的な姿勢についての映像が流れている。柱に鉄材の金具で取り付けら

1　訳注：個人情報保護のため、モニターに流れる患者の氏名の一部は〇で表示される。

れた画面も目を引いた。その画面には、新しい診療方法を紹介する映像が流れていた。患者の待合席の真ん中に立つ柱には、次のようなポスターが貼られている。「糖尿病の合併症とは？」「ＣＧＭＳ[2]は今や必須です」。医学知識や最先端の診断機器に関する内容である。見渡してみると、病院には余白がほとんどない。どの空間、方向も、指示と知識で埋め尽くされている。病院の風景は、静物に満ちた写実主義の絵画のようだ。

人類学、ある旅の記録

人類学は一種の旅の記録だ。「旅」の代わりに「現地調査」という言葉を使い、旅の手段も少し特別ではあるが、基本的に「そこ」へ行き、見聞きしたことを記録する。人類学の現地調査はもちろん、一度限りの旅ではない。繰り返しそこへ赴く。長期にわたって滞在したりもする。それでありながら、まるで毎回新しい目的地であるかのように見聞きし、滞在する。人類学はこの「又日新《またひにあらた》の旅」〔日々新たに事に臨むこと〕を体系化した学問であ

2　Continuous Glucose Monitoring System、血糖値の推移を継続的に見ることができる診断機器のこと。

るということができる。人類学の現地調査にはしばしば、「長期」という修飾語が付く。ぞんざいに憶測することがないよう、研究する文化の中に時間をかけて滞在しながら、その文化に接する。人類学でしばしば言及される厚い記述[3]（thick description）という用語はまた、そのような能力を反映している。文化現象は幾層もの条件の上にあらわれているため、長期間の現地調査を通してその層の深くまで行こうと試みる。さまざまな層のうち一部の層だけを眺めれば、対象となる文化と人々に対して中途半端な判断をしてしまう。よって、人類学者は時間をかけて深い旅をしながら、人々の文化に接し、記録をする。

医療に関わる人々と、その人々の社会と文化を研究対象とする私は、病院へと旅立った。私の旅は例えば、アマゾンを目的地とする人類学者の旅と大きな違いはない。動物、植物と共に森の命を生きる人々を描写するように、私は今、モニターと表示板の生い茂る森のような韓国の病院を描写している。またはこの旅は、科学実験室へと旅立つ人類学者のそ

3　訳注：人類学者がフィールドワーク先で、現地の人々との交流を通して得た情報を、現地で行われる行為や行動の文脈がわかるように文書を写したり作成したりすること。元は哲学者ギルバート・ライルの概念であり、文化人類学者クリフォード・ギアーツが引用した（ギアーツ『文化の解釈学』）。

れとも似ている。科学がどのように実験という方法を通して「事実」をつくりだし流布《るふ》するのか、その論理を実験室での参与観察を通して理解していくように、私は医療の論理を知るために病院の診療室で参与観察を行う。

三つの目的地〔アマゾン・科学実験室・病院の診療室〕でわれわれ人類学者が興味を抱くのは、それぞれの目的地で目撃される異なった行為の数々だ。そして、その場所と行為が体現している文化と歴史だ。医療に関する人類学を通して旅立つ私にとっては、人々が通う病院の空間自体が読み解きの対象となる。私は人類学者の目で、日常的に接する空間を「読み」解かねばならない。

病院の空間は、西洋医学の知識の様相をあらわしていた。西洋医学の知識は、エントロピー〔情報の不確実性の度合い〕が増加する性質をもっている。超音波、レントゲン機器さえあればよかった場所が、今やCT、MRIを保有するようになった。また「最先端の設備」であるPET－CTが追加された。新しい機器を設置する空間だけでなく、その機器を扱い、解析できる専門家も必要だ。このように知識が増大していく性質は、本館、新館、東館、西館、別館など、病院の建物が増築されていく過程からも見てとれる。連絡通路、渡り廊下と、クモの巣のように続いていく空間のために、矢印は必須だ。このような矢印で覆われた空間をその都度さまよいながら、私たちは医療知識と共に生きていく。診療室の外もそうだが、診療室の中も、旅人の気持ちで眺めてみると、新しい発見は一つや二つではない。場面一つ一つが読み物になる。待合室の椅子に座って病院の空間を見渡した私は、診療室の中の旅に思いを馳せ、再び胸を高鳴らせた。間もなく担当の看護師が私に気づき、目で合図を送ってきた。医師にすぐ呼ばれるだろう。診療室の中の人類学的現地調査が、今再び始まる。

韓医院への旅が始まるとき

今日は二カ所で現地調査を行う日だ。病院の現地調査が終わったら、午後には韓医院へ向かう。韓医院の入口で、私はしばし躊躇《ちゅうちょ》した。受付入口で列に並んでいるとき、緊張感を少し覚えた。あの扉を開き入っていけば、また別の目的地が私を出迎えてくれる。スーツケースを受け取って空港を出るとき、異国の空気を感じるように、韓医院に入ると、病院とは別の場所だという感覚が（今回は視覚ではなく）嗅覚を通じてどっと押し寄せてきた。韓薬《かんやく》〔日本でいうところの漢方薬〕とお灸《きゅう》の香りが、新たな目的地へと足を踏み入れたことを知らせていた。

商業ビルの二階に位置した韓医院の前に、掲示板があった。「診療科目：韓方鍼灸《しんきゅう》科、韓方内科、韓方婦人科、韓方小児科」[4]、「本韓医院では東医宝鑑《とういほうかん》の原理にもとづき診断・治療します」[5]。このような文句が韓医院の入口の壁面に貼られていた。しかし、午前に訪れた病院のときほど、視線がもっていかれることはない。

韓医院に入ると、受付の看護師がすぐ私に気づいた。目礼をし、病院のときと同じく一人で待合室の椅子に座った。嗅覚と共に味覚も私を出迎えた。異なる文化圏の目的地だということを、味によって印象づけられる。待合室の目につきやすい位置にオミジャ茶が置いてある。一杯注ぐと、鮮やかな紅色のオミジャ茶が白い紙コップを勢いよく満たし、唾液腺を刺激する。甘酸っぱい味が口内を満たす。薬剤の名前もオミジャ（漢字で五味子、五つの味をもつ薬剤という意味）といい、やはり味覚が強調されている。

4 訳注：韓方とは「韓医学」の別の言い方。韓国の伝統医学のこと。
5 訳注：『東医宝鑑』は朝鮮王朝時代の医書。宣祖《ソンジョ》の命を受けた許浚《ホジュン》により編纂され、一六一三年に刊行された。朝鮮の伝統医学の内容を体系的に網羅したもので、高く評価され、中国や日本でも重用された。ユネスコ世界記録遺産に登録されている（韓国文化財庁「世界記録遺産」）。

韓薬とお灸の香り、オミジャの味が印象的な待合室で、私は院長室から呼ばれるのを待ちながら座っていた。患者たちに混じって座り、韓医院の空間を注意深く眺めた。韓医院の内部の様子もそうだが、病院の空間を交互に思い浮かべるとますます興味深い。空間は、単なる空間ではない。人類学の旅では、見慣れない空間の姿は一つの伏線だ。長期間の現地調査中に、ある空間がそのようにつくられた理由に頷けるときがある。その背景に頷けることが、その空間の中の人々に対する理解へとつながるとき、空間の伏線は劇的な効果を発揮する。「なるほど、だからここはこのようにつくられたのだな」。そう独りつぶやくときがある。こうした瞬間が集まって、人類学の現地調査はより深部へと向かう旅になっていく。

この韓医院の内部構造は、受付窓口と待合室、院長室、鍼灸室、湯煎《ゆせん》室〔患者の韓方薬を調剤する部屋〕から成る。この空間は壁で分けられているが、それぞれ分断されているというよりは、一つにつながっている印象を与える。院長室の二つの扉が、このつながっている感じを醸《かも》し出している。その扉は待合室にも鍼灸室にもつながっている。患者たちは韓医師に相談するため、待合室と院長室のあいだの扉を出入りする。韓医師は鍼《はり》治療のため、院長室と鍼灸室の扉を行き来する。この扉の構造は韓医師の動線を考慮した設計だろう。言い換えれば、韓医師の動きと行為にもとづき空間がつなげられている。主査室が別にあり、検査室が別にあり、薬局が別にあり、またそのあいだの区画が明確な病院の空間とは異なる。ここでは鍼治療をするにも診断をするにも、韓医師との面会が必要だ。また、韓医師が処方した薬が湯煎室で煎《せん》じられる。韓医院では、診療が韓医師の手から離れることは滅多にない。そのことが韓医院の内部空間にあらわれている。病院と韓医院の内部空間の違いは、一つの伏線といえよう。病院と韓医院で行われる医療行為、ひいてはより深くにある医学の内容までつながっている伏線。私はその基底にまで赴く覚悟で、診療室内を参与観察させてもらえるのを待った。

今、院長室で患者の相談が少し長引いている。韓医師はたいてい、相談が終わり次の患者が入ってくる前に私を呼ぶ。この患者が出てきたら、おそらく私が呼ばれるだろう。あるいは、患者が出ていき鍼灸室で鍼治療を施したあとに呼ばれることもある。相談が遅くなれば、鍼灸室の患者たちも長く待たなければならないためだ。診療室という旅の目的地への出発を目前に控え、私はわくわくした気持ちを抑えながら淡々とした表情で座っていた。すでに別の目的地に来ているわけだが、間もなくあの扉を通って、ここよりもさらに深いところへ入っていくのだ。

02 東アジアの身体、西洋の身体

医学書の二つの絵から

栗山茂久《くりやましげひさ》の『身体の歌』(*The Expressiveness of the Body and the Divergence of Greek and Chinese Medicine*)は、医学史を通して東洋・西洋の身体に関する捉え方の違いについて論じている。この本は、次のページに提示された二枚の絵から始まる。左の絵は一四世紀、東アジアで刊行された医学書に掲載された絵であり、右の絵は一六世紀にヨーロッパで刊行された医学書に掲載された絵だ。共に人を横から見た姿を描いているが、二つの絵があらわしている身体は明らかに異なっている。右の絵は筋肉の描写が細かく、身体を筋肉の区画から成るものとして捉えようとする視点があらわれている。目に見えるものを、より具体的に視覚化しようとしたものだ。詳しく見ていくと筋肉を分ける線があり、筋肉ごとにアルファベットのような記号も付いている。反面、左の絵からは、筋肉を捉えようとする意図は見受けら

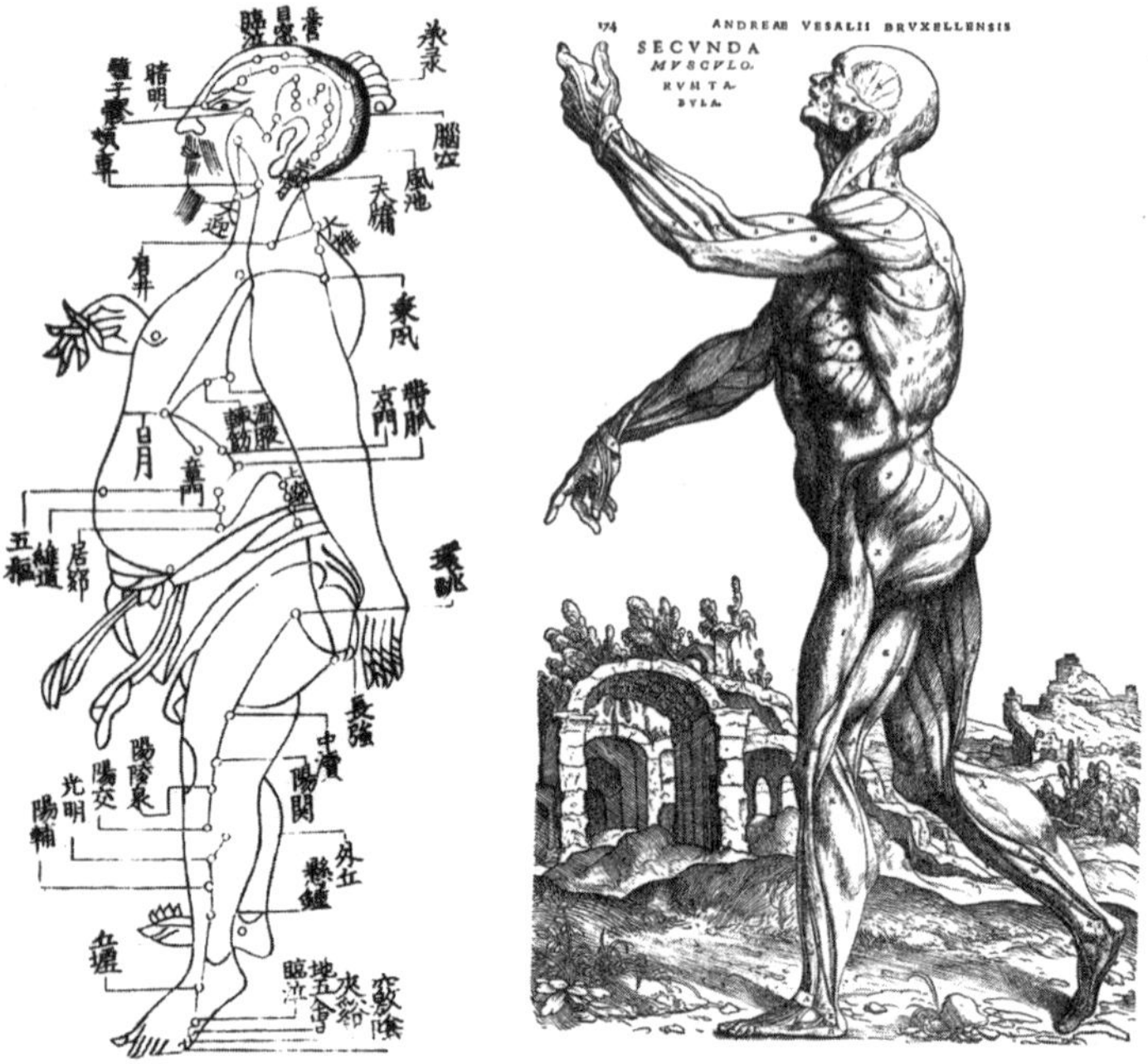

14世紀東アジアの医学書に掲載された図（左）と、16世紀ヨーロッパの医学書に掲載された図（右）。これらの図には、東西の医学が身体をどう理解するのかについての問いが、いくつもつながっている。

れない。しかし、気[6]の通り道である経絡《けいらく》[7]への関心が認められる。この絵で強調されている経絡は、実は目に見えない。足、脇腹に線が引かれているが、仮想の線だ。経絡を流れる気そのものも、目で確認する術《すべ》はない。

「最も基本的で、親密であるべき身体に対する認識が、どうしたらこのように異なることがあろうか?」栗山がこの絵と共に投げかけた問いだ（栗山 二〇一三：8）。そして、それに対する答えを医学史の文献資料を通して探っていく。『身体の歌』では具体的に議論されていないが、この絵を調べてみると、東洋・西洋がそれぞれどのように身体を見ているのか、予想を立てることができる。

西洋では、筋肉のような可視的で形があるものを通して人間の身体を捉えようとした。一方、中国、韓国と日本を含む東アジアでは、気のように可視的でないものも身体に含め

6　訳注：東アジア医学の用語で、人体を構成し生命を維持する三つの基本的な要素を気、血《けつ》、津液《しんえき》という。気は、「生命活動の根幹をなすエネルギー源。活動性をもった精微な物質で、絶えず動いて全身を巡る。……」（平馬ほか 二〇一四：47）と説明される。

7　訳注：経絡とは「経脈」と「絡脈」を合わせた名称。川の主流が経脈で、支流が絡脈と喩えることができる。

ようとした。こうした違いが最もよくあらわれる状況は、人が亡くなったときだ。東アジアでいう経絡は、人が生きているときだけ有効である。経絡は気が通う道を意味するためだ。死した身体で気が止まれば、経絡もない。しかし西洋で強調される筋肉は、死したあとも有効である。むしろ、死した身体を解剖したために、筋肉に関する具体的な表現が可能となった。西洋医学では亡くなった身体を、生きた身体を理解するための土台として使用しながら医学的関心の対象とした。死した身体と生きている身体の違いも大きく目立ってはいない。しかし、東アジア医学では違った。東アジアでも、死した身体には礼を尽くし葬儀を営むべきであり、それは人々の関心が向かう対象であった。だが、死した身体に対する医学的関心は、決して西洋のようではなかった。気の流れを強調した東アジアでは、死した身体と生きている身体の違いが確然としている。実際、東アジアで身体という漢字に使われる身の字は、生きた身体にのみ使用する言葉であった。英語のbodyが生きた身体にも、死した身体（dead body）にも使用されるのとは違っていた。「修《しゅう》〝身《しん》〟齋家《せいか》治国《ちこく》平天下《へいてんか》」という言葉を思い浮かべてみよう。東アジアにおける「身体」は、家庭を明るくし国を治め、天下を平安にする法則と関連づけられていた。よって身体は、人の肉体にとどまらない存在だ。身体は、運動や体力づくりの対象、または解剖学の対象以上の意味をもつ。一言でいえば、西洋の身体と東洋の身体は同じ意味の身体ではない。

したがって、前掲の二つの絵には多くの問いが含まれている。東西は何を身体と捉えていたのだろうか？ 死した身体と生きた身体を眺める視線の違いは、東西が身体と身体をもつ存在を理解する枠組みとどうつながっているのだろうか？ 身体をどう把握し、医学の知を積み上げていったのだろうか？ 筋肉のような形があるものを可視的に表現しようとした西洋医学と、見えないものまでをも身体の範囲に含めた東アジア医学の違いは、東西の知のあり方、ひいてはその存在論とどうつながっているのだろうか？

身体に対する東西の捉え方の違いは、栗山が提示する過去の医学書にのみあるのではない。[8] 今日《こんにち》の医療機関でも、興味深く目撃されている。近代西洋医学が台頭する中で、その違いはより明らかとなり、[9] 韓国の病院と韓医院ではより自明なものとしてあらわれている。

8　これまで医療を通した身体に関する諸議論は、栗山の場合のように、大部分が過去に記録された文献資料に主軸を置いている。栗山の『身体の歌』だけでなく、文献を用いた議論には、以下を含めて多数の著作がある。カン・シンイク（二〇〇七）、コ・ミスク（二〇一一）、パク・ソクジュン（二〇一五）、シン・ドンウォンほか（一九九九）、山田（二〇一八）、ジュリアン（二〇一四）、Lloyd & Sivin（2002）を参照。

もちろん、医療現場で見られる場面は、医学書の文字や絵ほど整然としてはいない。しかしその分、生き生きとしている。医療現場の言葉と行為は、その医療の身体に対する視点、そして身体に対する理解の方法と知の成り立ちをあらわしている。これまで病院と韓医院で現地調査をしながら見届けてきた数々の場面がある。本書では、人類学者の目で読み解いたその観察の記録を、読者と共有してみたい。

ホモ・メディクスと医療に関する人類学

人類学は、人間と人間集団の様子、しばしば社会・文化と呼ばれるものについて問いを投げかけ、追究する学問だ。多様な人間集団に出向き、そこに滞在しながら学問的作業を行う。人類学の下位分野は、人間が集団を成すときに共通してあらわれる、具体的な事象

9　韓国の医療現場の研究を主題とするため、本書でいうところの西洋医学は、主に近代以後の西洋医学のことである。近代以後と近代以前の西洋医学は、注目に値するほどの違いが見られる。これに関しては2章でより具体的に議論する。

に関するものだ。例えば言語を通して疎通し、生計を立てるべく経済活動をし、政治組織を構成するように、人類の全ての集団で発見される事象は、それぞれ言語人類学、経済人類学、政治人類学という人類学の下位分野を生んだ（ユン・ウンギョン＆キム・テウ 二〇二〇）。医療もまた、集団の大きさや複雑さの程度に関係なく、全ての人間集団で観察される。親族と結婚制度がない人間の文化がないように、医療のない人間の文化はない。

人間の集団は、どのようにして例外なく医療をもつのだろうか？ ホモ・メディクス（Homo medicus）と呼べるこのような人類のあり方のために、人類学は学問として形成される時期から医療に関する研究を開始するようになった。言語コミュニケーション、経済活動、政治組織を通して人類学者たちが人間集団の様相を読むように、医療もまた独自の方向から、人間と人間集団に対し問いを投げかけ、追究するようになった。

特に、医療は人間の存在に対する根本的な問いとつながっている。人間の存在論的な土台である、身体についての問いと接しているためだ。身体の始まりと終わり、すなわち誕生と死の問題とつながっているためだ。また、身体に対する各医療の理解の枠組みは、身体の外にある世界に対する理解の枠組みとつながっている。東アジア医学の基本概念である気、陰陽《いんよう》、四象《ししょう》などが、医療だけでなく東アジアの思考において重要な概念であることは、こうした関連性を示す例だといえる。近現代の西洋医学が人間の存在の物質的側面を強調する方向に展開されており、そこでは西欧[10]哲学の存在論的理解が前提になっているということもまた、一つの例だ。特に、デカルト以後の精神と肉体の分離と、主体を中心にした世界への理解が深く影響を及ぼしている。[11]

このような身体の内外の関連性を医療から読み取ることができるために、人類学者たちは医療を通して、世界に対する各文化の視点と、それにもとづく文化的諸行為に接近することができた。医療に対する研究自体が、その医療が行われる文化と社会に対する研究にそのままつながることができたということだ。人類が自身の存在（身体）を眺める視点、そして自身を包含する世界を眺める視点が、各医療には内在している。診断と治療は、こ

10 訳注：「西洋」哲学ではなく「西欧」哲学と表現されている背景には、「西洋／東洋」という表現の多用により、西洋と東洋を対比し、東洋崇拝を主張している本であるといった誤解を避けようとした著者の意図がある。

11 訳注：哲学者であり数学者であったデカルトは、一七世紀の哲学、科学に大きな影響を与えた。彼の思想である心身二元論（精神と肉体を別ものとして考える哲学上の立場）は、人間が自然を機械的に捉えられる物質としてみなす、近代の自然観（機械論的自然観）のもとになった（小林 二〇二三）。

のような視点を医療的に表現したものだ。東アジア医学の研究[12]を牽引する人類学者の一人であるジュディス・ファーカーは、次のように述べた（Farquhar 2013: 105）。「全世界の多様な医療に関する研究は、我々が生きる世界がいかに多様で深く変化に富んでいるのかという問いを可能にする」。多様な医療は、世界に対する二つ以上の理解が存在するということと、その世界を生きる人間のあり方もまた画一化されないということをあらわしている。よって、さまざまな医療に対する人類学の議論は、各文化が積み上げてきた人間の存在と、世界に関する多様な理解をひも解く機会を与えてくれる[13]。

本書は東アジア医学、その中でも韓医学を中心に、このような議論の展開を試みる。韓

12　東アジア医学に関する人類学的研究については、Farquhar（1994）、Hsu（1999）、Kleinman（1980）、Lock（1980）、Scheid（2002）、Zhan（2009）、Zhang（2007）を参照。

13　本書で議論する内容のほかにも、医療人類学は多様なテーマを扱う。社会的苦痛、介護、高齢者、出産、障害、製薬、臨床試験、感染症、慢性疾患、生医学〔近現代西洋医学のこと〕、医科学技術、そして各疾病に対する研究テーマなどが含まれる。これらのテーマに関する事例と論評は、ユン・ウンギョン&キム・テウ（二〇二〇）、イ・ヒョンジョン&キム・テウ（二〇一七）、医療人類学研究会（二〇一一）、Lock & Nguyen（2018）を参照。

医学はどのように身体と痛みを理解するのか？　どのように東アジアの思考の中で人間の存在、そして人間が住む世界を表現するのだろうか？　この問いは、韓医学と西洋医学とを併置[14]する過程でより明らかになるだろう。本書が「複数の」医療という表現を用いるのは、「我々が生きる世界がいかに多様で深く変化に富んでいるのか」をあらわすのに役立つ視点を保持できるからだ。[15]

本書は二つの医療を併置することで違いを示すが、二つの医療が両立不可能だと主張するものではない。むしろその逆だ。違いを認知することで、二者間の疎通が成り立ちうる。

14　本書では「比較」という言葉の代わりに「併置」という言葉を主に使うことにする。比較は、しばしば基準を想定する。漢字の意味も、「比べる」の意を成す「比」と「較」だ。たいてい、力があるほうや馴染みのあるほうがその基準の座を占める。複数の医療について同時に述べるのは、医療の優劣をつける評価のためではない。比較という言葉を使用しないことで「基準」に対する問いを投げかけ、このことを通して二つの医療に対するより深い理解が可能になる（キム・テウ 二〇一六）。

15　本書は二つの医学について言及しているが、人類がこれまで経験してきた医療は二つばかりではない。各地域と文化によって医療は異なり、医療が医療を通して経験した世界はより一層多様であり、本書は韓医学と西洋医学という限定された例を挙げているという点を明らかにしておく必要がある。

今、韓国社会で見られる二つの医療における対立の核には、互いの違いに対する無理解がある。医療が、多層かつ多面である身体という存在を基盤にしているがゆえにはらむその多様性について認知すれば、互いの違いもまた認知できるようになる。そうすることで、一方の医療の正当性のみを主張し合うような視点から抜け出し、身体をより深く理解していくことができるであろう。

多次元の身体、一つでない医療

どんな医療でも、身体の全ての状態を完全に説明することはできない。これは、ある医療の限界の問題というよりは、さまざまな背景と側面をもつ身体という存在の問題だ。これからの議論を通してより明らかになっていくだろうが、身体は一つの医療で完璧な説明がつくものではない。身体の物質的な側面を強調する医療は、精神的で感情的な側面に対する説明が弱くなるほかない。生きている身体の可変性を強調する医療は、身体の物質的側面に対する説明が曖昧になるほかない。しかし、これらの医療に対する理解を深めると、身体という多次元のモザイクを明らかにしていける可能性が開く。本書が言わんとすることは、まさにこのような複数の真実としての身体だ。

こうした議論が必要であるのは、私たちは医療の影響力が日に日に増大する時代に生きているためだ。今や私たちは医療と切り離せない人生を生きている。医療は現代人の生涯、生老病《しょうろうびょう》死《し》の全範囲を掌握している。過去には「病」のみが医療の領域であったが、今や病院で生まれ［生］、「アンチエイジング」が話題となっているように老い［老］そのものが病となり、疾病を患うこと［病］は言うまでもなく、病院で死を迎える［死］。韓国社会では、一九六〇年代までは、医療者（助産師を含む）のもとでの出産は二〇％程度にとどまっていた（パク・ユンジェ 二〇〇八）。しかし今は、新生児の九九％以上が病院で生まれる。死を迎える主な場所も、自宅から医療機関へと移った。葬儀も病院の葬儀場で執り行われるのが主だ。韓国は、「私たちはどこから来てどこへ行くのか」という問いに対し「病院から来て病院へ行く」と回答する国なのだ。

病院で迎える生から死にいたるまでのあいだ、私たちは生涯の折々で病院へと通う。「病院へ通う」という言葉は、医療が日常生活になった韓国ではだんだんと適切な表現になってきている。学校へ通い、会社へ通うように、私たちは日々病院へと通う。出生、予防接種、分離不安症、ＡＤＨＤ、思春期早発症、インターネット・ゲーム障害、整形手術、高脂血症、高血圧、更年期障害（最近は男性更年期障害もある）、認知症、延命治療、死——まるで通過儀礼の項目のように、疾病と医療的介入の項目がライフステージに並び、列を成している。鬱《うつ》病のように全ての世代が経験しうる疾病まで含めれば、この列はさらに長くなるだろう。私たちはこれらの疾病と医療を経験しながら、あるいはその疾病を避けるためにまた多様な経験をしながら、これら医療の通過儀礼を経ていく。病気不安症が深刻な韓国社会[16]において、こうした通過儀礼はより積極的に遂行される。

したがって医療は、健康のための知と行為の体系以上の意味をもつ。医療は基本的に、「規定」の体系だ。医療は何を疾病とし何を健康とするかを規定し、その根幹には身体に対する規定がある。人間の最も基本的な前提である身体が何であるかを示す医療は、まさに人間についての定義でもある。身体をもつ人間とは何であるかについての説明が、医療には含まれる。すなわち、医療は身体をもつ存在である人間を規定する、影響力のある体系だ。

今は医療の影響力がより強力になっている時代だ。そのような時代においては、医療を

16　ＯＥＣＤが定期的に実施する健康に関する統計で、韓国は病気不安症の項目で最上位の国だ。自分が現在病気かもしれない、これから病気になるかもしれないという不安が大きい社会だといえる。

「読むこと」が要求される。こうした背景をもちながら、本書は医療を取り巻く複数の真実を調べ、医療の読解を試みている。西洋医学と韓医学（東アジア医学）が共存する韓国は、このような複数性を考察することができる場所だ。近代以後、人々の移動と文化の接触が本格化しながら、医療も並存するようになったが、韓国ほど二つ以上の医療体系がはっきりと存在する場所を探すのは難しい。漢方医学部と漢方医師の制度がない日本[17]は、西洋医学に包括される部分が大きい。中国特有の中医学を強調する中国では、西洋医学と東アジア医学の中国式混種の医学が強調されてきた。[18] 韓国は西洋医学が支配的で、そこに東アジア医学が混ざっているのが現状だが、医療の複数性と身体に対する二つ以上の理解を振り返るには注目に値する場所だ。身体に対する真実が一つではないという点を、複数の医療

17　訳注：一八七四（明治七）年に制定された医制によって、漢方医学は官立医学校および開業試験の科目から除外された（寺澤　一九九七）。現在では政府による漢方医学に対する見直しを経て、全国の医学部のカリキュラムに漢方医学が組み込まれているが、医学部や医師免許が西洋医学と東アジア医学の二種類存在するわけではない。西洋医学の医師（または薬剤師、登録販売者）免許を取得した医療従事者が、別途漢方医学の知識、実践を積み、漢方薬を扱う存在となっているのが現状だ。

18　東アジア各国の東アジア医学の状況に関しては、キム・テウ（二〇一七b）を参照。

を〔読むことを〕通して認知すれば、対立する二者間に、医療の正当性を競う議論に埋没しない〔相互理解の〕余地が生まれるだろう。

またこのことは、人間の存在を理解するためのより広い地平へと、私たちを導いてくれるだろう。私たちは、一つに規定されない存在たちが切り拓く可能性について述べられるようになる。身体を取り巻く複数の真実を目撃するとき、それはその身体が生きている二つ以上の世界に対する想像力として続いていくだろう。医療は、身体の外にある世界も身体を眺める視線で見るように導く、ひとつながりの体系であるためだ。身体は「このように」見て、身体の外にある世界は「あのように」見てと、分けることはしない。身体を規定する視線は、世界を眺める視線そのものだ。[19] 病院と韓医院、西洋医学と韓医学（東アジア医学）に対する議論を通して、このような世界を想像することが可能になるならば、そ

19　身体を規定する視線と、身体の外にある世界を規定する視線の一貫性が、ある時代の知の枠組みを成す。ミシェル・フーコーはある時代に一貫した視線について述べるために『臨床医学の誕生』を書いた。フーコーはこの本で、身体の内外を貫く視線が、近現代という時代にどのようにあらわれるかについて述べた（Foucault 1994）。医療がもつ身体の内外に対する理解は、各時代と文化において多様にあらわれており、このことは人類の存在論がもつ複数性を構成している。

れは追究してみる価値があることだ。その作業を本書は試みている。

続く各章では、医療の細かなテーマである診断、医学用語、治療を中心に、医療を通して読み解くことができる身体と世界について具体的に議論する。医学的説明ではなく、医療現場を参与観察する人類学者の視点で、身体のあり方について議論の場を提供している。

2章では診断を通して、身体に対する知がどのように構成されているのかを調べてみた。診断においては、基本的に「何を病とするか」という問いが前提となっており、西洋医学と韓医学〔東アジア医学〕が、各々どのような身体の理解にもとづきその病を捉えているのかがあらわれる。3章では2章の診断をもとに、病と身体に対する知を、どのように医学の用語で表現するのかを述べる。「複数の」医療は、一つの身体を異なった呼び方で呼ぶのではなく、複数の身体について述べているのであり、したがって「複数の」身体に対する表現も当然異なる。4章と5章では知の対象であると同時に表現の対象である身体に、医療がどう介入〔治療〕するのかを、特に東アジア医学の鍼と薬を題材に議論する。身体を良くするということは、身体に変化を起こすということであるため、身体と鍼、身体と薬〔身体の外にある存在たち〕の関係を見渡してみる。そうすることで、東アジア医学が西洋医学とは異なる見方で、身体の内外をどう捉えているのかについてアプローチすることができる。2章から5章にかけて行われる議論は、診断・医学用語・治療という身体を複数の角度から見た側面を集め、身体を立体的に描こうとする作業でありながら、身体というものが認識（知）と言葉と存在をつなぐ窓であることを示していく過程になるだろう。「おわりに」では、身体の複数性がもつ含意を改めて指摘してみる。議論をもう少し拡大し、哲学と芸術、そして医療人類学との接点の上で、一つではない身体の可能性を論じる。「付言」では、先に提起した言葉の問題、そしてその言葉にひもづいている存在の問題を詳しく説く。本書で主に使用した言葉が、厳密に見れば誤って使用されている場合もあったという点を明らかにしながら、避けられない言葉の「誤用」の問題と共に、私たちの存在が身体と知と言葉、そして世界とつながっていることを強調しようと試みた。本書の最後で、つながりが存在する仕組みに着目することは、新たなつながりの可能性を探求することの提案となるだろう。

진단, 몸을 알다

2章　診断、身体を知る

01 初対面、診療室

なぜ診断をテーマに扱うのか

診断には、治療の始まりから終わりまでが含まれる。診断から治療が始まり、治療の終わりまでをまとめるのが診断だ。診断で把握された身体の問題を解決することが、治療の終わりであるためだ。治療が始まってから終わるまでのあいだに、診断には医療の多くの前提知識が含まれている。何を問題だと捉えるのか？　まず、この問いが重要である。苦しむ人の「苦痛」が基本的な問題だが、それは同時に、苦痛を引き起こす問題は何かという根本的な問いへとつながっている。

診断では、問題に関する知識は、その問題が解決するか否かといった可能性にまでつながっている。問題だけを把握し、しかし解決する可能性がないのなら、医療は成立しない。診断は、解決の可能性があることを捉えようとするものだ。つまり診断には、解決の方法論が含まれている。問題の認知、処置、解決を、全て一つにまとめているのが診断だ。したがって、「今日はどうされましたか」という私たちが病院と韓医院で耳にする最初の一言には、別の言葉が省略されている。「どう具合が良くないのか教えてください。解決方法を探してみましょう」「方法を探して解決しましょう」。このようなメッセージが、その一言には内在している。

治療の始まりと終わりをつなぐ診断は、「複数の」医療がもつ特徴をよく示している主題だ。多様な地域の、多様な思考を背景に行われた「複数の」診断をよく見てみると、その診断が重要視する事柄を通して、身体を眺める視点、人を眺める視点、または（疾病の外部要因のような）身体の外にある存在を眺める視点が明らかになる。診断にはその社会と文化がつくりあげてきた、存在をどう見るのか、何を見るのかという問いが内在しているためだ。これが、同じ身体を眺めながらも、西洋医学は細胞、酵素、DNAを話題にし、東アジア医学は精《せい》、気、神《しん》、脈を強調する理由であり[1]、このような視線の差異を生む根本的な理由だ。したがって診断は、各地域の文化に内在する知の体系と存在を理解する枠組みを、医療の名によって興味深く描き出してくれる。

診断が医学の課題でありながら、同時に哲学と人類学の課題でもある理由がここにある。

哲学といえば、私たちは西欧哲学の伝統を思い浮かべる。しかし非西欧でも、それぞれの知の体系と存在を理解する枠組みがあり、これをもとにそれぞれの哲学を積み上げてきた。この非西欧の哲学の過程が、まさに多様な医療の伝統のもとで行われてきた「複数の」診断だ。哲学の認識論と存在論で扱う問題が、身体と病の捉え方という形で診断に内包されているためだ。

人類の医療は多様だが、もちろん違いだけがあるものではない。病む人たちを良くし、苦痛を軽減しようとする目的は、全ての医療が共有している。しかし、その目的を達成するために追求する方向性は単一ではない。その多様性が生じる根底には、身体と人間の存

1　訳注：精とは「生命活動の最も根本的な物質となるもので、先天の精と後天の精がある。……」（平馬ほか 二〇一四：60）と説明される。前者は両親から受け継いだ先天的なもの、後者は環境や食習慣からつくられる後天的なものであり、前者は量が少ないため、後者によって常に補われる。神とは「五臓におさまり、生命活動を支配している気（神気）のことであり、……」（同：30）と説明される通り、五種類に分かれて五臓と対応しており、それぞれ異なる精神活動を担うとされる。なお五臓とは、身体の働きを五行論にもとづき五つに分類したもの（肝・心・脾・肺・腎）。西洋医学でいう臓器よりも含まれる機能の範囲が広い。

在を理解する枠組みの差異がある。この差異は、診療が行われる空間内の医療者と患者の一挙一動に興味深くあらわれる。

診療室の風景

病院では、医師は患者が診療室に入ってくる瞬間、通常は机上のモニターを眺めている。韓医院の診療室では、扉を開けて入ってくる患者自身を眺める韓医師の姿を目にすることになる。些細な違いであるようだが、医療者と患者のこの初対面の場面には、西洋医学と韓医学がそれぞれの歴史の中で築いてきた診断における違いが隠されている。もちろん患者を眺める医師もおり、モニターを見ている韓医師もいないわけではない。しかし、それぞれの医療の空間では前述のように観察される傾向があり、その傾向の根底には東西の医療が身体を眺める視点の違いと、その視点を診療行為をもって具現化してきた二つの医療の違いが存在する。

まず、病院の診療室に行ってみよう。患者が扉を開けて入ると、まず挨拶をする。「こんにちは」「はい、こんにちは」。モニターを見ていた医師は挨拶を受け、しばしのあいだ患者を見る。しかし、挨拶のために一瞥《いちべつ》するだけで、医師の視線は再びモニターへ向かう。

相談が始まる前までに、医師は問題を確認し、おおまかにではあるが治療の方向性をつかみ、相談のテーマを準備しておく必要がある。検査結果を相談の材料にするということだ。モニターに浮かんでいる資料の量は少なくない。初診の患者の場合、各種検査結果が医師に提供される。再診患者の場合、検査結果を全て調べるという負担は減る。しかし、前回の検査と今回の検査の結果を比較する作業は必要となる。前回の検査結果と治療の方向性を確認し、今回の治療の方向性を決める作業が必要だ。初診の患者であれ、再診の患者であれ、患者が診療室に入ってきて医師のそばの患者席に座るときまで、医師は患者の問題をある程度把握していなければならない。患者の検査結果に関する情報が、数値と映像資料として全てモニターに表示されている。医師の視線はモニターに向かうほかない。したがって医師は、「モニターを見ている」というよりは「モニターを見るほかない」、というのがより正確な表現であろう。医師の視線がモニターへ向かうのは、診療室の外で行われた検査の結果を「見なければならない」ためであり、それをもとに相談から処方まで行う必要があるためだ。

次に韓医院の診療室を調べてみよう。患者が入ってくる瞬間から、韓医師は患者に視線を送り、対話をする時間も通常の病院より長い。しかしこれは、韓医師が患者に接する態度が人間的だという意味ではない。これは、韓医学の主要な診断が診療室の中で、韓医師と患者のあいだで直接行われるためだ。すなわち、韓医師が患者を直接把握していく方法で診断が進む。脈診《みゃくしん》を思い浮かべてみよう。身体で脈が最もはっきりと打つ場所（通常手の親指側の手首付近である）に定め、そこから感じられる振動の様子を通して患者の状態を把握するのが脈診だ。脈診のためには、韓医師と患者が向き合う必要がある。韓医師の手と患者の手首が接触しなければならないためだ。脈診だけでなく、別の診断法においても同じである。韓医師と患者が向かい合うことが、韓医学の診断の主要な原則なのだ。

西洋医学と韓医学の診断が行われる最初の場面で注目すべき部分は、「距離」だ。二つの医学が、医療者と患者のあいだにどれくらいの距離を容認するかということである。二者間にモニターを挟《さしはさ》む程度に、西洋医学では医師と患者の距離が離れている状態が容認される。しかし韓医学は異なる。脈診のように、患者から立ち上がる現象を韓医師が直接把握する方法で診断が進むため、韓医師と患者の対面は必須だ。「患者から立ち上がる現象」には、患者の姿勢、態度、習慣も含まれる。

実際のところ、患者が診療室に入ってくる姿は、患者の状態について多くのことを物語っている。扉を勢いよく開き堂々と入ってくる患者がいる一方、扉を注意深く開きおずおずと入ってくる患者もいる。動きづらそうにゆっくりと入ってくる患者、左の脚をわずかに引きずって入ってくる患者、身振りからしてつらそうに見える患者、活力あふれる様子の患者もいる。くつろいだ表情で笑いながら入ってくる患者、疑うような目つきで周囲を窺《うかが》いながら入ってくる患者もいる。このようにあらわれる姿勢、態度、習慣なども、韓医学では患者の状態を判断するのに重要な材料となる。そのため、相談の過程では、入ってきた最初の場面について言及されることもある。「先ほど診療室に入ってこられる様子を見たところ、姿勢が右側に少し傾いていらっしゃるようですが……」「あ、それはですね。五年ほど前に交通事故に遭いまして。今はもう不便なことはありません」。このように、姿勢が患者の病歴を示すこともある。韓医学では、患者が診療室に入ってくる瞬間から本格的に診断が始まる。モニターに浮かんでいる資料よりも、診断にあたって必要な材料は患者自身にあるために、韓医師の視線は扉を開けて入ってくる患者に向かうのだ。

02 対象の固定と、流れを読むこと

西洋医学の確実な対象たち

病院と韓医院で、医療従事者との初対面の場面がこのように異なって観察される理由は何だろうか？　基本的に、西洋医学では医師が不在の場所でも診断が進行し、韓医学では韓医師が不在であれば診断を行うのは難しいという事実のためだが、その根底には二つの医学が想定する、診断の対象における差異がある。診断の対象を併置してみれば、西洋医学と韓医学（東アジア医学）が眺めようとする対象物の差異が明らかになる。

西洋医学は、例えばコレステロール、血糖値、アミロイドベータ、癌細胞、椎間板のような対象を把握し測定するために、診断のためのさまざまな検査を発展させてきた。したがって、診断のための多様な検査は、今日の西洋医学の重要な特徴として知られている。代表的なものとして、生化学の検査と、映像医学の検査を挙げることができるだろう。生化学の検査では、疾病の存在を確認できる生体物質を検査する。コレステロールの量、血糖値の量を測定することで、高脂血症、糖尿病が診断される。アミロイドベータは、最近では認知症を診断することができる生体物質として注目されている。また、映像医学の検査を通して、臓器の病変や骨格の異常が確認される。内視鏡、CT、MRIの検査を通して、胃がん、そして脊椎異常の椎間板ヘルニアを診断することができる。

ここで明確にしなければならないことがある。今記述している西洋医学は、一九世紀以後に本格化した近現代の西洋医学を指している。私たちが接している近現代西洋医学は、それ以前の西洋医学と比べ、身体に対する観点の基盤が全く異なるため、その差異を明確にする必要がある。興味深いことに、近代以前の西洋医学、例えばヒッポクラテスの医学は、むしろ東アジア医学に近いといえる。[2] 近現代西洋医学の主軸である病理解剖学は、内部の臓器の病変（解剖学）をもとに疾病のメカニズム（病理学）を論じる因果論の体系だ。

2　近代以前の西洋医学の主要な理論である四体液説の場合、血液、粘液、黄胆汁、黒胆汁の均衡が崩れた状態を疾病とし、均衡を整えることを治療とみなしていた。〔陰陽の〕均衡を重視する東アジア医学を想起させる内容だ。

病理解剖学が重要なのは、それがその医学の内容を超え、西洋医学の身体に対する視線、すなわち観点を明示する体系であるためだ（Foucault 1994）。それは身体を空間の体系として眺めながら、その空間の一部を病変が生じている箇所として注目し、疾病を特定する方法だ。ここでロベルト・コッホとクロード・ベルナールに代表される実験室医学の話を加えれば、近現代西洋医学の誕生の歴史を描いたパズルのピースが揃ってくる。実験室医学もまた、疾病の原因を特定する観点を、病理解剖学と共有している。例えば、コレラのコレラ菌（コッホ）や糖尿病のグルコース（ベルナール）がそうだ。病変、病原菌、生体物質など、診断の対象を固定し、特定し、確認することが、近現代西洋医学が身体を眺める枠組みだ。

近現代西洋医学の歴史で、特に本書の議論のために強調しなければならないことがある。それは、一九世紀から今の遺伝子医学にいたる西洋医学のめざましい変化の渦中において、変わることなく綿々と流れている主題が存在するという事実だ。すなわち、「確実な医学的対象の確保」という根本的な方向性のことだ。この方向性のために、〔近現代西洋医学では〕対象を固定することが強調される。固定されれば確実であることができるためだ。このような一貫した方向性を通して、解剖学的臓器および病原菌から生体物質（コレステロールなど）、神経伝達物質（セロトニンなど）、そしてＤＮＡにいたるまで、医療的診断と治療の対象を確保してきたというのが、近現代西洋医学の歴史だといえる。

西洋医学が注目する確実な対象たちを調べてみると、西洋医学が身体に対して一貫してもつ観点があらわれてくる。近現代西洋医学史に関して影響力ある学者である、チャールス・ローゼンバーグは、「存在論的に実在し、確実に具体的である疾病独立体（disease entities）を想定することが（［西洋医学の］診療を）組織する原則を構成」（Rosenberg 2007: 15）するという。対象は「独立体」なのだ。ゆえに、それとそれ以外の事柄とのあいだで、分離が可能になる。疾病独立体は、私たちの身体の複雑で多様な生命現象と、疾病現象とを分離可能にする存在だ。特にそれは、物質的に確認し、分けられる対象だ。脱出した椎間板のように肉眼で確認可能なものは言うまでもなく、コレステロール、グルコース、アミロイドベータなどは全て私たちの身体で発見され、確認と分離と測定が可能な物質だ。精神疾患の場合にも、西洋医学ではセロトニンやドーパミンのような特定可能な物質に関心が向けられる。

流れを読む東アジア医学

韓医学（東アジア医学）の診断方法は、疾病独立体を強調する西洋医学のそれと距離がある。コレステロール、血糖値、アミロイドベータ、癌細胞、椎間板のような西洋医学の診断対象と、顔色、脈、声、体型、姿勢のような韓医学の診断対象を併置してみれば、何か違いがあることに気づく。はっきり説明できなくとも、誰でも感じ取ることができるこのような差異は、どこに起因するのだろうか？　東アジア医学は、「固定」、「独立した対象」を強調するよりは、「流れ」と「状況」に深い関心をもつ。韓医学には「通則不痛《つうそくふつう》　不通《ふつう》則痛《そくつう》」という有名な言葉がある。通りが良ければ苦痛はなく、悪ければ苦痛があるという意味だ。流れが順調であれば病はない。苦しくなく、心地よい身体だ。しかし、流れが悪ければ健康は揺らぎはじめ、疾病に近づく。韓医学の診断は、流れが悪い状況に対する考察だといえる。

　顔色を例に見てみよう。顔が赤みを帯びていれば、その状況を招いた「流れ」に関する出来事があるだろう。「冷たい気に接触」[3]したことで熱が出たのなら、熱気という流れの様相が顔色を赤くしたということだ。流れが滞り、熱気の上昇する性質のために顔が赤くなるならば、流れの詰まりや流れの逆上など、患者の身体の中でその原因を探りながら診断できる。さらに視野を広げると、流れに関する出来事を発生させる原因は、生活全般に拡大される。生活も流れの一部だ。生活において流れが滞る出来事が起これば、それが病を引き起こしうる。生活に関する情報は、診断において質問という形でたびたび把握される。[4] 毎日のようにお酒を飲み、しかも量が少なくなければ、お酒からくる熱気[5]がその人の身体に影響を与え、流れが滞るだろう。

3　ここでは感気《カムギ》という言葉の意味をほどいて表現することを試みた。感気とは、身体に否定的な影響を与える冷たい「気」に接触したという意味だ。感気という言葉が韓医学においてのみ使用されたということは、興味深いことだ。東アジア医学を共有する地域であるが、中国、日本、台湾などでは使用されていない。

4　質問という形をとった診断、すなわち問診は、西洋医学でも重要な部分だ。病歴を問うなど質問をするという点で、東アジア医学の診断は西洋医学の問診と似ているようだが、それとは明らかな違いがある。問診についてはこの章の後半で具体的に扱う。

5　訳注：お酒の種類の大部分が身体を温める性質であるため、このような表現が使われている。

東アジア医学では、疾病独立体を特定し測定するよりは、このような流れを読もうとする。ここで流れを「読む」というのは、東アジア医学の診断を述べるためには特に適切な表現だ。流れを測定するのではなく、全般的な流れを念頭において流れが滞る状況を把握すること、すなわち読み解くことが東アジア医学の診断だ。野球の監督が試合の流れを読み投手を交代させるように、あるいは代打を適材適所に投入するように、韓医学では身体に生じる流れを「読む」。流れをよく読み代打が成功すれば、競技の流れが変わるように、韓医学でも身体の流れを読んでその流れを変えようとする。それが韓医学の診断とつながる韓医学の治療だ。

腰痛に悩む患者の場合を考えてみよう、韓医学は椎間板という独立体に注目するよりは、痛みが生じている状況を読む。詰まっていて痛むなら、その詰まりのために流れが滞っているということだ。こういうときは、詰まりを通して治療を行う。圧迫されていて痛むのならば、その圧迫のために流れが滞っているということだ。治療は、圧迫するものを取り除く方向に展開される。韓医師はこうした状況を読むために、生活の中でつくられた流れの傾向を把握する。若い人が重いものを持ち急に腰を痛めたのであれば、流れが急に詰まって痛みが生じたということだ。不通則痛の状況だ。疲れて見える老人が腰の痛みを訴えるときは、流れが圧迫されて順調でない場合が多い。この場合は圧迫するものを取り除いて力を補充する治療を施し、流れを改善する。

このように、流れの状況を把握することが重要であるため、診療室に入ってきた患者に韓医師の視線が向かうのは当然の流れだ。韓医学においては、医療従事者と患者との対面から流れを読み解くため、流れを(測定するのではなく)読むことができる人の存在が重要だ。したがって、韓医師がいる場所で診断が行われるし、患者が入ってくる瞬間から韓医師は患者を見ているというわけだ。同じように、病院で患者が入ってくる瞬間に、医師の視線がモニターに向かうのもまた、当然の流れだ。西洋医学では疾病独立体を特定し、測定し、診断し、その資料と数値を分析するのが重要なのだから。他方で、流れを強調すると言ったが、韓医学が身体の固定的な側面に関心がないというわけではない。韓医学も固定されたものに関心をもつ。[6] しかしその対象よりも、その対象が生じるようになった根本的な流

6　痰飲《たんいん》、瘍疽《ようそ》、皮膚疾患のようなものが、韓医学の場合の固定された対象ということができるだろう。痰飲は、体液の滞った流れがもとで生じたもので、残滓《ざんし》が含まれる体液というように表現することができる。瘍疽は、可視的な病変が生じた身体の部位を指し示す用語だ。腫瘍もここに含まれる。

れに注目するということだ。

「気とは何か」

韓医学における流れに対する関心が最もよくあらわれている言葉が、まさに気だ。韓医院の相談でも、よく流れと関連して気の状態が説明される。「気が詰まった」、「気が偏った」、「気が不足している」（不足して流れが悪い）というような言葉がしばしば使用される。このような韓医学の診断を理解するためには、気について調べる必要がある。気は、東アジアが身体を眺める観点と、その観点から眺める生命と疾病について理解するために避けられないテーマだ。

それでは、気とは何か？　気について述べることは簡単ではない。これには、少なくとも三つの理由がある。一つ目に、気という言葉が使用される場面が非常に多様なためだ。理気《りき》説、気一元論、浩然《こうぜん》の気のように、[7]気は東アジア哲学でも重んじて使用される概念だ。気の多義性が、気について述べることを難しくしている。二つ目に、私たちが気の認識論および存在論と距離がある近代以後の時代を生きているためだ。近現代という時代は、固定され、規定され、分析される時代精神をもっている。気は、このような傾向と距離がある。三つ目、気自体が言葉という器《うつわ》に抵抗する性質をもつためだ。言葉という再現のための容器に、気はうまく収まらない。二つ目の理由と深く関連するこの三つ目の理由が、気について「述べること」を難しくしている根本的な理由だ。

このような難しさを克服するためのある手段として、ここでは医学、特に診断と関連する気について述べようと試みる。医学の診断で使われる気を扱うことで、広義の気について理解しやすくなるだろう。まず、「気とは何か」という問い自体から調べる必要がある。気を知るためには当然に思える問いだが、この問いには気が「何」であるかが、その前提

7　訳注：理気説は、中国宋代にできた儒学説。儒教道徳を、宇宙をつらぬく基本原理の一環とし、気は宇宙を構成する素材として考えた（溝口ほか 二〇〇一：24－25）。気一元論は、気は万物を生成し、人間にとって不可欠なものとして捉える考え方。朱子学の流行とともに定着した、理を善とみなし人間の本質とする一方で、気を悪とみなし理を阻害する存在とする考え方を否定した（同：26）。浩然の気は、中国戦国時代の儒家である孟子が説いた。人が徳性を与え養育した気のこと。孟子は心を道徳性の根拠と考え、心が気によって動揺させられるのを好まなかった。よって、あくまで道義がともなった気のことを浩然の気と呼び、養うべきものとした（同：18－19）。

にちりばめられている。つまり、気は何であるかを決めることができる対象だ、という前提がある。しかし、「気とは何か」という問いから気に接近しようとすれば、たやすく穴に落ちる。気は対象になる何かではない。「何か」としての気を探そうとすれば、その試みは失敗に終わる。「気はエネルギーだ」、「気はＡＴＰだ」[8]といった表現は、特定可能な対象としての気を探そうとしたときに出てきた回答たちだ。「気とは何か」よりは、「どのように気を表現するか」という問いこそが、気への接近を可能にするだろう。

気は状態に関するものだ。気は状態であるが、物質的な基盤がないものではない。私はそのことを示すため、講義室でこぶしを振り回すときがある。パワーハラスメントを行っているわけではなく、気を表現するためだ。こぶしを虚空《こくう》に二度振る。一度はゆっくり、力なくこぶしを虚空に投げる。学生たちがよく見えるように、右から左へ。そしてもう一度は、とても速く力強くこぶしで虚空を左右に切る。前者は「気が虚弱だ」とあらわすこ

8　ＡＴＰ（adenosine triphosphate）：身体の活動をエナジーの側面から説明できるようにする物質。身体活動を通じて使用するとＡＤＰ（adenosine diphosphate）になり、代謝の過程を経てＡＴＰとして再生される。特定可能な有機化合物であるＡＴＰで身体の活動を理解することは、気を通した理解の方法とは差異がある。

とができる。後者は「気が盛んだ」といったところか。このように、気は状態だが見えるものでもある。全くの無形ではなく、身体という土台の上で、こぶしを通して表現することができる。

韓医学の診断で気を通してその人の状態を知ることができるというのは、こぶしを通してその人の身体について知ることができることと似ている。気力があるのか、または不足しているのかを、こぶしを振る様子を通して知ることができるように、人々の行動、態度、状況を通して気の様相を読むことができる。医療の現場でこのような様相は、顔色、脈、声、体型など、多様にあらわれており、これらは診断と治療を可能にする土台となる。

気はその人の状態を把握することを可能にする。老「気」をまとう人、「気」力がない人、活「気」がある人、内「気」な人、驚いた「気」の色がわかりやすい人……。このように、気は存在について教えてくれる。だからこそ、患者が診療室の扉を開き入ってくる瞬間は、患者の気を調べることができる貴重な時間なのだ。流れの様相を読もうとする東アジア医学の方向性が、診療が始まろうとするその瞬間、韓医師の視線を患者に向かわせるのだ。

03 再び、診療室にて

「血糖値が上がりました」

西洋医学における疾病独立体の重要性は、診療室での対話にも明白にあらわれる。病院の内科診療室で行われる対話に耳を傾けてみよう。

「血糖値が上がりましたね」。診療室に入って患者が椅子へ腰かけるやいなや、モニターを見ていた医師が最初の一言を発する。西洋医学の最近の傾向を知るのに参考となる慢性疾患クリニック[9]での対話は、しばしば医師のこのような言葉から始まる。「HbA1c（ヘモグロビン・エーワンシー）を測ると、せめて八、九点台[10]が望ましいのですが、一一点台を超えました」。通常、慢性疾患クリニックの相談では、「HbA1c」と称される検査の結果をもってきて、悪くなった病状を確定したりする。あるいは、空腹時血糖値の検査結果を指して、「一〇五が出ましたね。前回より少し落ちましたね。前回は一一〇でしたでしょう?」と言いながら、喜ばしい結果として相談を始めたりもする。これらは全て、糖尿病の診断と治療の根幹を成す疾病独立体である、グルコースに関する内容だ。血中のグルコース、すなわち血糖値の直接的な量によって左右されるヘモグロビンのパーセンテージ（%）を通して診断し、これについて話しているのだ。すなわち、グルコースが対話の主題となっている。

診療室での対話に慣れた再診の患者たちは、診断のための検査についてまず予測しながら、対話を主導しようとしたりもする。

9　慢性疾患の管理は、現在、西洋医学の代表的な主題となっている。原因を特定し、その原因を「正常」の範囲内に管理しようとする傾向をもつ。ここでは高血圧、糖尿病、高脂血症だけでなく、鬱病、不安症などの精神科の疾患も含める。慢性疾患を管理しようとするこの傾向は、西洋医学の方向性を示してくれる。現在の西洋医学における慢性疾患の重要性とその歴史に関しては、グリーン（二〇一九）、Aronowiz（2015）、Dumit（2012）、Herzberg（2009）、Weisz（2014）を参照。

10　訳注：HbA1cの単位は通常パーセンテージ（%）であらわす。この対話の場面では、医師が患者に伝わりやすいようにあえて「点」と表現した発言がそのまま使われている。

患者　（診療室に入ってきて、患者用の椅子に座りながら）今日の血糖値はあまり良くないと思います。
医師　なぜですか？　何を召し上がりました？
患者　お酒を飲みました。
医師　一二一。……悪くはないですよ。薬酒を多く飲まれましたか？
患者　はい。

初診の患者の場合、医師はより多様な検査結果に言及する。「今、全体的に良くないのは……。肝臓が良くないですね。重度の脂肪肝です。お酒を飲まれないにもかかわらず、重症に当たる数値ですね。そしてB型肝炎の抗体がありません。接種が必要なようです。その次は、血中のコレステロールの中で善玉コレステロールは低く、中性脂肪が……空腹時血糖値が検診では低く出ていますが、実際はもっと高い可能性があります。正確な検査が必要なようです」。医師は検査結果について、モニターをまっすぐ見ながら話をする。腹部超音波検査、肝機能検査、肝炎ウイルス検査、コレステロール値の検査、血糖値の検査などの結果を用いて対話をつないでいく。各々の肝臓の病変、数値、肝炎の抗体、コレステロール値、血糖値など、どれも疾病独立体を中心に行われた検査だ。

このような検査の覇権《ヘゲモニー》は今日、病院の診療室では確然としている。モニターに浮かぶ検査結果が相談のテーマとなっているだけではなく、相談時の医師の視線をも方向づけている。病院の診療室では視線の行き違いがある。患者は医師を見て、医師はモニターを見る（見ざるをえない）。この視線の流れは、患者は医師を頼り、医師は疾病独立体にもとづく検査結果に依拠する、ということを可視的にあらわしている。西洋医学の現場で行われる今日の診断が、身体に対してどのような知を追求しているのかを描き出している。

「今日はどうされましたか？」

韓医院で韓医師と患者のあいだでなされる対話は、病院でのそれと異なる。再診でも、あえて初めから本題に入ろうとしない韓医師の意図が窺える。本題に入る前に、相談のテーマを決める時間がある。一つの不調に何度かの鍼治療が必要な場合もあるが、再診の患者といっても別の症状で来る場合が多いため、このような対話は韓医院では珍しくない。釜《プ》山《サン》のある韓医院の診療室に入ってみよう。

韓医師　お久しぶりですね。今日はどうされましたか？
患　者　最近生理が……。

消化不良で通院していた二〇代女性が、五か月ぶりに再び韓医院を訪ねてきた。韓医師は消化不良で再び来たのだと思ってはいなかった。初診の患者に対するのと同じように再診の患者と話す。実際、患者は今回は生理不順で来院した。相談のテーマが定まると、本格的に「流れの様相」についての考察が始まる。

韓医師　最近お通じはどうですか？
患　者　お通じは、最近は三～四日に一度です。
韓医師　なるほど。
患　者　ちゃんと出ません。
韓医師　学校生活はどうですか？　今休暇中でしょうけど、アルバイトはされていますか？

患　者　いいえ、家で休んでいます。
韓医師　家でどんな風に過ごしていらっしゃいますか？
患　者　はい、ただ休んでます。
韓医師　休むのもいいでしょう。緊張することはありますか？
患　者　全くです。学校のこともないので……。
韓医師　では食事が不規則ですか？
患　者　はい、ちょっと不規則だと思います。遅く起きて遅く寝て……。

韓医師は、患者との対話を通して、患者の身体にあらわれた悪い流れの原因となっている生活上の要因を把握しようとする。韓医学では、疾病独立体や数値のように、疾病の現象に代わる特定の媒介物に集中するよりは、問診の過程に多くの時間を割く。患者の身体があらわしている流れの様相を対面で直接読もうとするため、相談の内容が具体的になり、充分な時間も必要となる。右の相談の場合、身体全体の流れの様相を読もうとしている。生理不順はしばしば、下半身の流れが滞っている状況だと判断される。しかし東アジア医学では、身体の上部・中央部・下部のあいだの循環、すなわち全体的な流れが重要であるため、上部の不調（精神的な部分）である緊張について尋ね、中央部の不調（腹部の消化器官と関連した部分）である食事の習慣についても尋ねる。このような観点に立つと、食事が不規則で便がちゃんと出ないということは、生理不順という滞った流れの様相を読むための重要なヒントとなる。

初診の患者の場合にも、相談のテーマを決める場面は再診の患者と似ている。しかし、視線の集中の度合いには差異もある。前述したように、診療室に患者が入った瞬間から韓医師は、患者の一挙一動から視線を外さないようにする。次はソウルのとある韓医院のケースを見てみよう。

診療室に入りながら目礼する患者は、健康そうな体格の三〇代男性だ。韓医師が患者を眺めながら、先に声をかける。「では、こちらにおかけください」。韓医師の案内にしたがって、患者は患者用の椅子に座る。だぼっとした服を着ているが、少し注意して見れば筋肉質だとわかる。診断は、患者が診療室に入った瞬間から始まるため、患者が示すこのような情報を韓医師は見逃さない。そして診断の意味も含んだ挨拶の言葉をかける。

韓医師　どうされましたか？

患　者　病院へ行ったときはメニエル病だと……。二か月前頃は一週間起き上がれないほどくらくらしたのに、病院へ行き薬の処方を受け一週間ほど休んだら、ほとんど症状がなくなりました。

韓医師　では最初に症状が出たのは二か月前ですか？

患　者　はい。

韓医師　お若く健康な方が、なぜメニエル病などのめまい症にかかるのかというと……

韓医院での最初の対話に、決められたテーマはない。診療室の外で行われる診断のための検査が相談のテーマを提供する病院とは異なり、韓医院では韓医師が患者と直接対面しながら疾病の現象について把握していき、相談のテーマを捉えていく。病院に通いながら韓医院に来た患者は、主に西洋医学の病名をもってくる。しかし、その病名が韓医学的に全てのことを伝えてくれるわけではない。西洋医学には、身体に関する西欧の観点をもとに、疾病が起こす現象をあらわす病名をつくってきた過程がある。同じく韓医学には、東アジア医学の思考の中で、東アジアの観点にもとづき、疾病が起こす現象をあらわす病名をつくってきた過程がある。[11]

「なぜメニエル病などのめまい症にかかるのか」という表現は、東西の医学における差異を前提とした表現だ。西洋医学的にはメニエル病という病名で診断はくだっているが、患者の主症状であるめまいについて、韓医学的に再び調べてみようという意思が、この表現には込められている。韓医師はここから順調な「流れ」に問題が生じた患者の身体の状況を読み、本格的に問診を始める。

韓医師　ジムに通っていらっしゃいますか?

患　者　はい。ダンベルを使った運動をよくします。以前からあれこれ、例えば格闘技もやっていました。運動は好きです。

韓医師　睡眠は?

患　者　睡眠は、昼夜逆転して寝つきが悪く……。はい。朝に寝てしまうんです……。

「ジムに通っていらっしゃいますか?」「睡眠は?」という質問を通して、韓医師は身体

11　西洋医学と韓医学の病名の差異については3章で具体的に扱う予定。

の順調な流れを妨げる要因を探している。ここで重要なのは、この二つの質問が、全ての患者に投げかけられるものではないということだ。これはまさに、運動が好きな三〇代のこの患者に向けた質問だ。経験のある韓医師であるほど、患者ごとに質問が異なり、その内容もより多様となる。より適切な言い方をすると、質問の内容が鋭くなる。目の前の患者に、問うべき内容を問う。患者と症状が多様であるため、質問も多様になるということだ。

「ジムに通っていらっしゃいますか?」「睡眠は?」と続く問いの順序も重要だ。「ジム」は、昼間の活気に満ちた活動に関するものだ。一方で「睡眠」は、夜間の重要な休養に関するものだ。韓医学ではこれらの均衡を重要視する。誰でも一度は聞いたことがある「陰陽の均衡」という言葉が、これらの質問に内在している。昼の陽的な活動と、夜の陰的な非活動、そのあいだの均衡に問題が生じている可能性を前提にして、韓医師はこのような質問を投げている。韓医師は、人の身体が経験する一つの流れに注目する。朝起きれば活動的な流れが始まり、昼のあいだに活動はより活性化する。しかし、夕方になれば流れは弱まり非活動的となっていく。夜になれば、気を集めて静かに眠らなければならない。昼に気を広げ、夜にはその気を再び集める流れが、健康のためには重要だ。この患者はここに問題がある。昼には激しい運動をし、活動的な気を確実に発散するのに、夜には気を収斂する時間を充分にとることができていない。「ダンベルを使った運動をよく」する、「昼夜逆転して寝つきが悪く」といった返答を聞きながら、韓医師は勘を働かせていく(キム・テウ 二〇二〇)。

気の流れを読むということ

先の事例が見せてくれたように、韓医学でいうところの流れは無作為なそれではなく、ある基盤をもった流れのことだ。夜から昼へと移ろう一日の流れや、春夏秋冬の四季の流れ、あるいは幼年期から老年期までの生涯の流れなど、状況に適した順調な流れが重要だ。秋が秋らしい涼しさにならず暑さが猛威をふるえば、不調な流れだといえる。秋は秋らしく、冬は冬らしく、変化しながら季節が流れる必要がある。生活の流れも同じだ。流れのタイミングに合うように起床し、活動し、休み、眠ることが重要だ。

韓医学では気の流れを読むときも、このような論理の中で読み解こうとする。韓医学における気の流れに関する描写を調べてみると、東アジアで身体と疾病、そして存在をどのように理解しているのかが見えてくる。韓医学で病を診断するときは、身体という枠の中で流れる気の状態を読む。気の流れが順調なとき、その身体は疾病とは縁遠い。しかし、さまざまな状況の中で、順調だったはずの気の流れが乱れることがある。我々の身体が疲労や不眠からストレスを受ければ、気の流れに亀裂が生じる。

韓国人が日常的に使用する言葉のうち、気の変化に関する言葉は少なくない。「気《き》尽《じん》脈《みゃく》尽《じん》」〔気や脈が尽きるほどに疲れ果てている様子〕、「気が詰まる」〔「呆れる」の意〕、「気力を失くす」などがその一部の例だ。順番に説明しよう。気と脈が使い果たされれば、気は順調に流れない状況になる。困惑するような状況に対し気が詰まれば〔呆れれば〕、気の流れは妨げられ流れにくくなる。「気力を失くす」については、順調な流れが失われるといった気の変化が、言葉そのものによくあらわれている。気力を失くせば、順調だった流れが緩み隙間ができる。そこに病が生じやすくなる。外的環境の気から影響を受けやすく、例えば〔他の人より〕寒さに弱く、くしゃみがよく出るようになる。コーヒーを飲んでも頭がすっきりしなくなる。過度なストレスもまた、私たちの身体の順調な気の流れを揺るがす。人間関係がもとで負った心の傷、半分になった株式投資の元本、自分が無視されたという感情。憂慮と怒りと悲しみに、私たちの考えがとらわれているとき、私たちの身体の気もうまく流れることができず一か所に偏るようになる。そのためまた全体的な流れに乱れが生じ、乱れのなかに疾病があらわれる。

韓医学の診断において注目する色、声、脈などは、気が乱れて偏った状態をあらわす現象だ。徹夜した翌朝に出勤すれば、顔「色」が悪くなる。その顔に肌つやなどあるはずがない。「疲れてる? 顔色が良くないよ」といったように、職場の同僚がすぐ気づくだろう。このように私たちは、対面で互いの状態を把握する。相手の顔色を読むことは、人間という種が長きにわたり行ってきた、伝統のようなものでもある。東アジア医学の診断において、顔色を読む視線〔望診〕は、このような伝統を、気の概念の上で組織化したものだといえる。

声は身体の状況を見事にあらわす。感気《カムギ》〔日本でいうところの風邪〕にかかると声が濁ったりかすれたりするのは身近な例だ。東アジア医学の診断は、このような変化に対する関心を深め、具体化し、理論化した。一回の咳《せき》の音にも、注目すべき情報が含まれている。力強い咳をする人と、咳をすること自体つらそうな人とでは薬が異なる。同じ咳であっても、力強く咳をする人は今患《わずら》っている症状を自ら追い払う力がある人だ。反面、咳さえつらそうにする人は、力を補う薬を少し多く処方すべき人だ。ある韓医師が聞かせてくれた「咳の中に診断がある」という言葉のように、患者の身体からあらわれる音一つ一つも、韓医学の診断を支える重要な材料となる。

脈診は、気の状態を把握する診断方法だ。脈を捉える場所（小指側ではなく親指側の手首の部分）を指で押さえることで、誰でも脈が打つのを感じることができる。脈は敏感で、行動と心の状態によって変化する。電車に乗り遅れないよう階段を駆け下りても、脈が速くなり、力強く打つのが感じられる。会食の席でお酒を飲んだあとに押さえてみても、脈が変化するということが容易に感じられる。東アジアでは、身体の気の流れを感じることができる最適な場所としての手首に注目し、そのような伝統が体系化され、手首の部位を中心に脈についてのさまざまな議論が展開されてきた。

気は、状態に関するものだ。特に東アジア医学の診断ではそのような気の側面が際立っている。気は状態に関するものでありながら、身体という土台とつながっている。気の様相が身体の状態をあらわすという前提の上で、診断の原理と方法論を積み重ねてきたのが東アジア医学だ。身体に疾病、すなわち流れが滞っている状況があれば、当然その疾病によって詰まっていたり、折れ曲がっていたり、偏ったりした気の流れがあるだろう。それが顔色であったり、声色であったり、脈の振動としてあらわれる。それは「ジムに通っていますか?」「睡眠は?」などの質問を通して確認していくこともできる。このとき、流れを読み、不調な身体の状況を読むことができるのなら、その身体を助ける道も開かれる。それに合った治療方法を決めることができる。診断が治療とつながっているように、身体を知ることは身体の問題を解決することとつながっている。これら全てが一つにつながる理由は、その基盤を成す身体に対する理解の枠組みが存在するためだ。西洋医学と違い、東アジア医学の診断で扱う身体は流れがある身体、すなわち、気によってその状態が表現される身体だ。身体のこのような側面は、治療になるとよりはっきりあらわれるだろう。

本書では、治療に関する内容に入る前に、医療現場で使用する言葉をまずは調べてみることにした。医療現場で使われる言葉、つまり一つの医療が基盤にしている身体に対する理解の枠組みを、そっくりそのままお見せするためだ。

3章　医学用語、身体を述べる

의학 용어, 몸을 말하다

01 病の名前

言葉に内在する観点

人類学に取り組みながら、人類学者自身も変化する。現地調査はある社会、ある文化の中に長期間留まることであるため、その時空間で長いあいだ関係を結ぶ人々から影響を受けるのは当然のことだ。人類学で韓医学と西洋医学に接しながら私に生じた変化の一つは、言葉に注意深くなったということだ。もともと安易に言葉を扱うほうではないが、現地で言葉に内在する社会的な観点、認識論的な視線、権力に遭遇するうちに、言葉をより慎重に扱うようになった。特に単語の選択が難しい。私が考える意味合いをもつ言葉を探すのが、難しいことが多いのだ。

例えば、東アジアの自然について述べるのは簡単ではない。私たちが現在使用する言葉は、翻訳語の自然（nature）であるためだ。自然といえば、私から離れたところにある山と水のことであり、私が暮らす都市とは異なる場所だ、という観念が私たちにはある。自然と人間、自然と都市、自然と公害、自然（天然）と養殖（人工）などの二分法的な構図の中で、人間の痕跡がない「そのままの自然」を連想させられる。これは私（人間）と私ではないものを分け、その区画にもとづき「私」の外にある物事を認知する方法だ。しかし、このような区画を用いた知の枠組みは、東アジア本来の自然の意味とは異なる。同じように「自然」というのに、同じ自然ではないのだ。私が東アジアの自然を念頭に置いて述べるとき、相手は翻訳語の自然だと受け止めることが多い。述べることは難しい。

　自然に対する近代西欧の観点を内在する言葉である nature は、西欧の学問を積極的に取り入れていた日本の知識人たちによって翻訳されたものだ（柳父 二〇一二）。東アジアにない概念を訳すとき、近代日本の知識人たちは単語を新しくつくったり、東アジアの古典にある用語で代替したりした。「自然」は後者の場合だ。hygiene を衛生と翻訳するために『荘子』を引用したように、[1] nature を翻訳するために老子の『道徳経』を引用した。このように生まれた言葉である「自然」は、今や日常に欠かせない言葉となった。自然科学の科目を学習しながら、自然保護運動に接し、天然と養殖の差異を調べ、私たちは翻訳語である「自然」を学び、聞き、そして話す。そうやって「自然」を何度も繰り返し用いることで、私（人間）の外の世界を他者として捉える観点は、瞬く間にでき上がっていく。

しかし、翻訳語の自然の概念では、うまく把握されない物事もある。先に挙げた『道徳経』の自然、「自《おのずか》ら然《しか》る」の意味がその例だ。「人は大地の理《ことわり》を手本にし、大地は空の理に従い、空は道の理に従い、道は「自然」の理に従う」（『道徳経』25章）という文章を、翻訳語の自然で理解するのは簡単なことではない。「自ら然る」の自然は、人がなさなければならない理の根源にある、崇敬《すうけい》されるべき存在だ。[2] 翻訳語の自然には、これとは異なる認識が内在している。翻訳語の自然は説明の対象であり、分析の対象であり、利用の対象だ。そして説明、分析、利用のためには、私（人間）との距離が必須だ。したがって、分離し区画を引くことが強調される。翻訳語の自然に慣れた私たちが、二つの「自然」の間隙《かんげき》を縫って、「自ら然る」の意味を推し量るのは簡単ではない。

1　欧米使節団の一員としてドイツでhygieneの概念に接した長與専齋《ながよせんさい》は、近代における衛生の概念を翻訳するために『荘子』「雑編」の「庚桑楚《こうそうそ》」に登場する「衛生」を用いた（シン・ギュファン 二〇〇七）。

2　ここでは「崇敬」という言葉が適している。自然は人と分離された〔独立の〕原則ではない。自然の中に、人である私も、土も、空もある。

人間は言葉を通して世界を生きる。私たちが世界を捉える枠組みは、しばしば言葉に体現されている。ある言葉の中に、物事を捉える際の枠組みが存在しているとき、その言葉を使いながらほかの枠組みで思考するのは不可能だ。したがって、言葉の変化は思考の変化をともなう。言葉と認識が変化すれば、それによってこの世界を生きる私たちの存在自体も変化するものだ。したがって、「自ら然る」の自然に慣れた私と、翻訳語の自然に慣れた私との差異は大きい。その差異は二つの「私」たちを、別の存在たらしめるほどの大きな変化と言えよう。

この章では、このような言葉と認識と存在のあいだのつながりの中で、西洋医学と韓医学（東アジア医学）の用語を調べてみる。言葉、認識、そして存在がつながっているという観点は、二つの医学の用語を理解するのに大きな助けとなる。自然（nature）と自然（自ら然る）が西欧と東アジアが世界を眺める観点の中で生まれた用語であるように、医学用語にもまた、身体と存在についての東西の観点（認識）が内在しているためだ。事実、医学用語ほど言葉と認識と存在のつながりをあらわす言葉も稀である。医学の用語は、身体（存在）の状態と現象についての知（認識）を表現するための言葉であるからだ。したがって、病院と韓医院で使用される西洋医学と韓医学の用語を併置することで、そうしたつながりの中で二つの医学を共に理解する道を探ることができる。

高脂血症と気鬱のあいだ

まず、西洋医学と韓医学の病名を見ていこう。病名には、身体のどのような状態を疾病と規定するのかという基準が込められている。何をもって疾病と規定するのかが包含されていることもある。東西医学の病名を並べてみると、身体と病に関する表現が東西で異なって考えられていることがわかる。いくつか例を挙げてみよう。西洋医学では高脂血症、糖尿病、肝がん、脳梗塞、逆流性食道炎、椎間板ヘルニアのような病名を使用する。反面、韓医学で用いるのは気鬱《きうつ》、消渇《しょうかち》、食積《しょくせき》、健忘《けんぼう》、中風《ちゅうふう》、傷寒《しょうかん》といった病名だ。

医学の知識に明るくなくても、前述の病名を一つずつ口に出すと、確実に感じられる違いがある。西洋医学の病名は、明瞭で具体的な感じを与え、韓医学の病名は、何か不明瞭で曖昧な印象を与える。何がこのような違いをつくりだしているのか？ 身体という空間の上に、疾病の位置を固定することができるか否か――その可否が一つの要因だろう。例えば逆流性食道炎は、食道の下部と胃の上部に問題が生じるということを、病名自体が表現している。肝がんは肝臓に、脳梗塞は脳に、椎間板ヘルニアは脊椎に問題があると示している（キム・テウ 二〇一五）。西洋医学の病名を明瞭に感じる理由のうち、もう一つは、身体という空間上での固定を通した指示、すなわち、疾病の位置を指し示して見せることが可能であるためだ。

病院のどこにでもある矢印について話しながら、1章では病院を「指示の国」と表現した。これは医療空間で用いられる病名にも反映されている。高脂血症と糖尿病という病名は、それぞれ血管中のコレステロールとグルコースという物質を示すことができる。肝がんは肝臓にある癌細胞を示すことができる病名だ。脳梗塞もまたMRIでわかる血管の詰まった部分を、逆流性食道炎はその炎症が発生した部位を、椎間板ヘルニアは脊椎のあいだに突出した板を示すことができる。実際、医師が患者に矢印で示して見せたりもする。健康関連のテレビ番組や新聞記事で、癌細胞や脱出した椎間板を示す矢印を見たことがあるだろう。あるいは健康診断で自身の胃の内視鏡の写真を確認する際、医師から炎症部分を指やペンで示されたことがある人もいるだろう。

このように病院はその空間の形式においても、またはその空間で行われる医療の内容においても、指示という行為が際立つ。指示の存在が、病院内のどこにいても感じられる。

病名は身体という空間において矢印の役割を果たす。問題となる「ここ」〔位置〕を指し示す用語が列を成す。「ここがそれだ」（This is it）が、西洋医学の病名の主題なのだ。

西洋医学と違い、韓医学でいうところの疾病をあらわす病名である気鬱、消渇、食積、健忘、中風、傷寒などは、身体という空間に、疾病の位置をはっきりと固定するようなものではない。固定していないので、指示することも容易ではない。このような差異は、2章で調べたように、流れを強調する韓医学の方向性と関係している。韓医学の病名は、身体の順調な流れが乱れて、異なる表現が必要となった状態に対して付けられる。

気鬱は言葉の通り、気が鬱滞《うったい》した様子、すなわち気をうまく流せていない状態をいう。消渇の消は、病的に消耗したという意味だ。食事を摂り、消化すれば、その栄養分をエネルギーとして使う流れが起こるはずだが、そうすることができず、かなり早くに排出されてしまう状態をいう。食積は流れが詰まっている状態で、食べ物がその詰まりの原因であることから命名された。健忘もまた、流れに関する現象だ。流れが必要な箇所まで行き届かないために、思い出すことができない。中風は風に当てられたという意味だ。風によって順調な流れが妨害され、それが麻痺と震えとしてあらわれる。風は、東アジア医学でいうところの六種類の気候の特徴（六気《ろっき》）の一つである。六気とは、風《ふう》（風の気）、寒《かん》（冷たい気）、暑《しょ》（暑い気）、湿《しつ》（湿った気）、燥《そう》（乾燥した気）、火《か》（熱の気）を示す。これらの気が調和を成すときが健康な状態で、これらの気のうち一つが突出すると、身体の日常的な流れは不安定になる。中風はそのうち風の気が突出したものだ。最後に、傷寒は冷たい気に身体が傷ついた状態をいう。感気《カムギ》が傷寒からくる代表的な病だ。冷たい気が突出すれば、身体はそれに対して反応をする。喉が腫れ、発熱し、鼻水が出る。中風と傷寒は、突出した気が異なるためにそれぞれ症状も異なる。病名が逸脱した流れの状態に関する名前だとすれば、症状は逸脱した流れに対する身体の反応だ。

02 幾何学的な想像力と脈象の想像力

空間化と幾何学的な想像力

病院と韓医院で病を表現する方法がこのように異なる理由は何だろうか？　西洋医学において指示の存在が重要なのは、幾何学的な想像力にもとづき身体が説明されるためだ。空間的に拡大可能な身体と、空間的に固定可能な疾病は、西洋医学の核心的主題だ。『臨床医学の誕生』において、ミシェル・フーコーはこのような近代以後の西洋医学の方向性を空間化（spatialization）という概念で説明した。身体という空間上に疾病を位置づける作業が、近現代の西洋医学の誕生の中心にあるということだ。フーコーの「空間化」は、ローゼンバーグの「疾病独立体」と非常によく通じる。疾病の現象としての疾病独立体は、空間化された身体に固定することができるためだ。そうすれば空間上で容易に可視化することができ、矢印で示すこともできる。

私たちの身体には空間的土台がある。そのため疾病を空間的に理解することは、自然な理解の方法の一つである。しかし、空間的理解が、身体と疾病を理解する唯一の方法ではない。近現代西洋医学の誕生に言及しながら、フーコーは「このような方法（疾病の空間的配置）は最初のものでも唯一のものでもない。（…）疾病についての別の理解が存在してきたし、またこれからも存在するだろう」（Foucault 1994: 3）と強調している。よって私たちは、西洋医学の空間的理解がどのような理解であるのかを、具体的に調べてみる必要がある。空間的理解は、ただ一つではないためだ。近代西洋医学の空間化が特徴的なのは、それが幾何学的な想像力にもとづく空間化であるためだ。座標を通して点で位置を特定するように、近代西洋医学の空間化は人間の身体に点を打とうとする。すなわち、病気の位置を指定しようとする。近代西洋医学は、病理解剖学という名の下に、解剖学的な空間（すなわち身体）の上に点を打つ方法を体系化した。これは、疾病が身体という空間上に固定可能な現象であり、くり返し示すことができるという前提で身体を理解する方法だ。

そしてこのような理解の方法は、医師が疾病と身体に対応するときの方法へとつながる。糖尿病の診断のために血糖値を測定するとき、血中の物質であるグルコースは、ローゼンバーグの「疾病独立体」として、医療的に介入しようとする主体（医師）から分離した対象となる。椎間板ヘルニアも同じだ。それは主体と確実に離れている。よって、脊椎のあいだのはみ出した軟骨をＭＲＩで撮影して可視化することができる。

翻訳語の自然（nature）が、私（人間）以外のものたちを「自然」として分離し、説明と分析、そして利用の対象とみなすように、西洋医学の対象もまた主体と分離しており、測定・分析しやすい。しかし、韓医学（東アジア医学）が関心をもつ身体の現象は、分離を前提としていない。このような差異こそ、韓医学で使用される病名と用語を理解するのに重要な視点だ。主体と医療的対象のあいだの関係を取り巻く東西の差異が、その関係を表現する言葉の差異としてあらわれているためだ。

脈象の想像力と差異の様相

東アジア医学（韓医学）もまた、身体を空間的に理解することがある。[3] 東アジア医学に

3　鍼治療のもととなる経絡は、東アジア医学の空間的理解の代表的事例ということができる。しかし４章でより明らかになるが、これは西洋医学の空間化とは異なる。

おいて強調される「流れ」の存在は、身体の空間的理解として読むこともできる。流れは身体という空間的な場所で生じている、流動体として捉えることができるだろう。しかし、東アジア医学は固定された空間を想定しないため、流れにおいて単に形あるものだけを見ようとするものではない。形あるものとして特定することができない気[4]が韓医学の核心的概念であり、その気の流れが東アジア医学の核心的前提だという点を想起すれば、二つの差異はより明確になる。これをより明らかにするため、東西医学で捉えようとする医療的な対象にどのような差異があり、その差異がどのように二つの医学用語にあらわれるのかを探究する必要がある。

脈から議論を始めてみよう。東アジア医学においては、患者の身体の中で何かを特定し、測定するために脈をとるのではない。2章で言及したように、脈診は特に流れが強調される東アジア医学の診断法だ。血《けつ》[5]の流れだけではなく、気の流れにも注目する。すなわち、

4　ここで気は、特定の形があるものとして対象化することはできないが、物質的基盤がないものではないという点を、今一度強調する必要がある。2章で例示したように、それは身体という土台の上でこぶしを振るう様子であらわすことができる。気の物質性に関してはFarquhar（2020）を参照。

気血《きけつ》の流れが教えてくれる身体の状況を読むのが脈診だ。脈を表現する方法は、脈の測定が何をどのように知る目的で行われるのかについて、重要なヒントを提供する。

> 沈《ちん》　脈《みゃく》：軽く押すとあらわれないが、深く押すと出てくる。古い綿を押さえているかのように弾力がなく、深く押した先、つまり骨の付近であらわれる。
>
> 渋《じゅう》　脈《みゃく》：脈が細くて遅く、流れは悪く散らばっている。（…）流れがぎくしゃくして詰まり、雨が砂に落ちるようであったり、小刀で大木を削るかのようである。
>
> 洪《こう》　脈《みゃく》：指に洪水が起こっているような脈で、広くて大きな力強さを感じる。

東アジア医学では、脈象《みゃくしょう》という用語のもと、多様な脈の現象を表現した。[6]『東医宝鑑』

5　東アジア医学で血を理解する枠組みは、西洋医学で血液を理解する枠組みとは異なる。血「液」の状態とヘモグロビン、血しょう、血小板などの構成物質に特徴がある西洋医学と異なり、東アジア医学の血は、気とペアを成して流れるという様相にその特徴がある。

6　脈象には浮脈《ふみゃく》、沈脈、弦脈《げんみゃく》、渋脈、洪脈、滑脈《かつみゃく》、緩脈《かんみゃく》、細脈《さいみゃく》、緊脈《きんみゃく》等々がある。東アジア医学では通常三〇種類近い脈象があり、『東医宝鑑』の場合は二七種類の脈象を提示している。

から引用した前述の文章にあるように、脈象の表現は医学書の言葉としてはかなり比喩的で描写的だ。東アジア医学でしばしば見受けられるこのような表現方法を理解しようとするならば、東アジア医学の用語における、二つの前提を知っておく必要がある。

一つ目、東アジア医学の表現には、疾病という現象があらわれる身体だけでなく、その現象を知る人、あるいは知ろうとする人が登場する。前述の、東医宝鑑から引用した表現では、脈をとる人が登場した。診療室で、医師の手と患者の手が出会うことを前提にしているのが脈象だ。脈象は、脈診が「相互作用」に関す

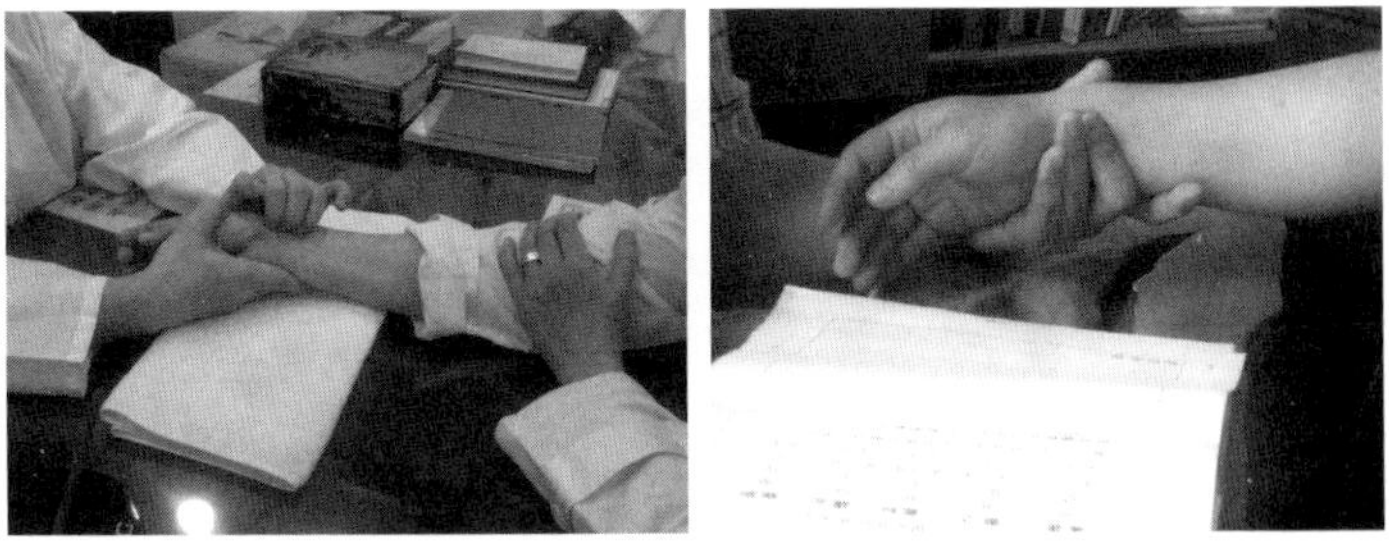

脈診は、気血の流れが示す身体の状況を読むことであり[7]、脈についての表現には脈を捉える人が登場する。

7　脈診の方法は、左側の写真のように、手首で脈打つところを三つの部位に分けて読むのがほとんどだ。また、参考にしている医書によって、あるいは学派および師弟関係によって、多様性が存在する。右の写真は『難経《なんけい》』という古典医書にもとづいた脈診の場面だ。手首から脈が一番よく感じられる箇所をとる。本書の表紙の絵は、この写真をビジュアル化したものだ。

るものであることを、その名称自体があらわしている。脈象は言葉の通り、脈をとるときにあらわれる象《イメージ》だ。これは糖尿病と椎間板ヘルニアに関する表現方法のように、診断する者と診断の対象とを分離し、その対象のみを強調して示すのとは異なる。西洋医学で対象を強調することは、主体（診断する者）の存在を透明にした結果としてあらわれる。ここで主体が透明になると表現したのは、「存在しないように見える」ようにするという意味だ。西洋医学の認識において、主体は不在である。そうすることで、主観的になりうる主体の問題を遠ざけながら、グルコースや椎間板のような客観的な対象をうまく示すことができるため、主体の声を最大限ミュートしようとするのだ。[8] 啓蒙主義以後、強力に台頭してきたこのような認識の枠組みは、近現代西洋医学の中心的な認識の枠組みとして地位を得た。[9] しかし、これだけが対象と世界を把握する唯一の知の方法ではない。東アジア医学の認識の枠組みはこれとは異なる。

8　しかし主体は決して消えたわけではない。対象を確実に把握しようとする強力な行為者として、依然として残っている。ロレイン・ダストンとピーター・ギャリソンは、科学的自己（scientific self）と認識的徳（epistemic virtue）という用語を使ってこの主題の存在感を指摘している（Daston & Galison 2007）。

東アジア医学では、主体が依然として存在する。『東医宝鑑』の脈象の表現は、主体（脈をとる人）にあらわれた客体（患者）の気血の様相を描写したものだ。「古い綿を押さえている」ように、「小刀で大木を削る」ように、「指に洪水が起こっているような脈で、広くて大きな力強さ」で、患者の状況は脈をとる人の指先にあらわれる。患者の脈が打てば、脈をとっている医師の指も振動する。これらは全て脈をとる主体の存在を想定し、主体と客体がつながっている状態で起こる状況を説明した表現だ。

二つ目に、東アジア医学は気血が流れる状況に深い関心をもっている。『東医宝鑑』の脈象の表現が描写的になるのは、気血の流れと流れる状況とを、可能な限り明らかにしようとするためだ。渋脈は、言葉の通りぎくしゃくした、流れが硬い気血の様相をいう。渋という漢字は、渋い、ぎくしゃくしている、という意味をもつ。漢字の構成もサンズイに止の字が三つも付いている〔韓国では旧字体が採用されているため、ここでは「澁」の字を指す〕。

9　英語の object（対象）が objectivity（客観）の語源という事実にあらわれているように、主観とつながっている主体の存在感を減少させ、客観とつながっている対象を強調することが、近現代西欧の指示的な知の根幹を成す。これと同じやり方で対象を強調する知の方法が、カント以後の時代に本格的に地位を得た。このような客観の歴史に関しては、Daston & Galison（2007）を参照。

こうした気血の様相をあらわすため、「流れがぎくしゃくしていて詰まり、雨（水滴）が砂に落ちるよう」と表現することもあるし、「小刀で大木を削るかのよう」と表現したりもする。[10] 気血の流れを表現しようとする場合、計量化が可能な数値を用いるよりも、こうした描写のほうが適しているだろう。

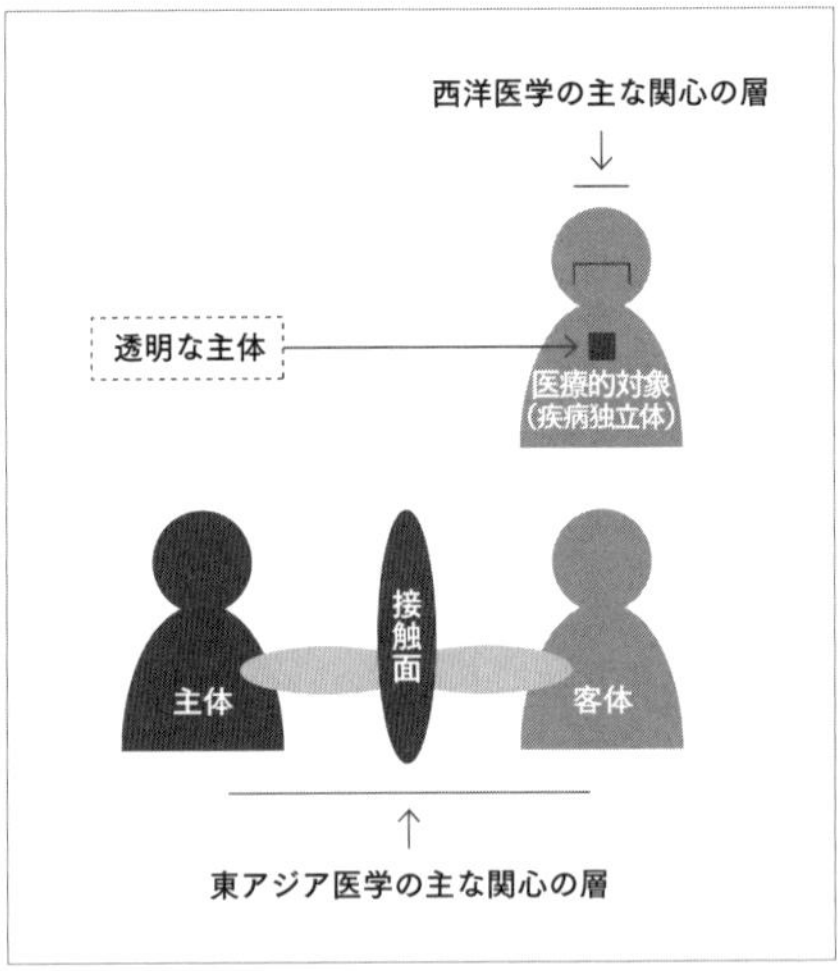

東アジア医学と近現代西洋医学の、主な関心の層〔範囲〕。ここでの接触面には、脈診のような触覚による接触だけでなく、視覚、聴覚、言語による接触も含まれる。

10　渋脈は、気と血が調和できないある状況をあらわしている。気のほうには相対的に力があるが、血がそれにならうことができず、ぎくしゃくと流れている状況だ。このような状況の解読を通して、身体の状態について、例えば血や精を補う必要がある、といったヒントを得る。身体が伝えるメッセージを受け取りながら、脈診は治療につながっている。

このように、東アジア医学と西洋医学は捉えようとするもの、または知ろうとするものが互いに異なるため、その表現方法にも差異が出る。西洋医学の知が、主に患者の身体に固定されている疾病独立体を特定し、示す方法で進行するならば、東アジア医学では、医師と患者の相互作用を通してあらわれる状況に対する知が重要となる。またそうした状況は、流れに関するものであるため、その流れをわかりやすく表現できる描写的な言葉が使用される。そこに、固定された「それ」を指し示す西洋医学の医学用語との差異が出てくるのだ。

受動的な主体とその言葉

医学の知は全て取引だ。一方が強調されれば、もう一方はさほど強調されなくなる。一つの医学で全ての身体現象をカバーすることはできない。西洋医学は固定された対象を強調し、東アジア医学はつながりと流れの様相を強調しながら、それぞれが基盤とする知と医療行為の体系を積んできた。もちろん、西洋医学においても、測定者である主体が測定される対象とつながっていなかったと言うことはできない。流れを把握しないと言うこともできない。しかし西洋医学では、測定される対象を固定し、その可変性を最小化しようとする傾向が強い。これはどうすることもできない傾向だ。そうすることで対象をはっきりと特定し、数値と同じ確実性を確保することができるためだ[11]。

反面、東アジア医学において、患者はそのような存在ではない。東アジア医学では、脈をとられる患者の、今現在の状況が重要だ。患者の状況は常に変化するため、脈を捉えるとき、まさにその瞬間にあらわれる様相および出来事が重要となる。流れの様相を読もうとする東アジア医学にとって、これは当然の傾向だろう。色についても同じだ。東アジア医学では顔色を表現するとき、彩度と明度について言及しない。あらかじめ客体化して色を規定しておけば、便利なときもあるだろうが、そのようにすれば固定された対象だけが残ることになる。主体と客体を分離する観点自体が、東アジア医学にはなかった[12]。東アジア医学では、客体も主体も強調される存在であり、診断する身体と診断される身体はつながっている。東西の医学用語は、このような差異があらわれる「複数の」状況において使

11　近代西洋医学で対象を強調し、それに関する指示的な言葉を使用することについて、ミシェル・フーコーは「常に可視的な世界で私たちの視線を引く」（Foucault 1994: x）と表現した。

用される、「複数の」言葉だ。

医学の用語に限らず、医療の現場で日常的に使用される言葉の中にも、このように〔客体の〕身体と〔主体の〕身体がつながっていることをあらわす表現に出会うことができる。京畿道《キョンギド》のある韓医院で、四象医学を専門とする著名な韓医師の診療を参与観察したときのことだ（キム・テウ 二〇一二）。そこには、四象医学を学ぶ韓医師二名も一緒に参加した。太陽人《たいようじん》、少陽人《しょうようじん》、太陰人《たいいんじん》、少陰人《しょういんじん》に人を分ける四象医学では、その体質の判別が診断の過程のうち重要な部分を占めるが、診療する韓医師は、患者がどの体質であるかを診療中には直接言わなかった。相談が終わって患者が診療室を出ていくと、韓医師はすぐ薬剤室に移動し処方をした。診療室に残った私と二名の韓医師たちは、患者の体質について討論するなどして過ごした。患者の容貌や態度、症状などの情報を得たのち、韓医師たちは受

12　したがって、西欧から objectivity、subjectivity の概念が入ってきたとき、新しい単語が必要であり、造語が必要だった。客観は顧客［客］の立場から見る［観］という意味であるが、objectivity のどこにも顧客と関連した語源はない。「顧客」という語をもってきて、遠回しに新しい単語をつくったのだ。それは「自然」、「衛生」を翻訳した近代日本でつくられた。一九世紀後半に西欧から入ってきた概念が日本で「客観」、「主観」と訳され、その後これらの用語が東アジアの共通語になった。

動態で言った。「少陽人だと思われます」。

「太陽人だ」、「少陽人だ」、「太陰人だ」、「少陰人だ」とは言わなかった。診療した韓医師も、同じく受動態を用いた。処方を終え帰ってくると私たちに、「どの体質に見えましたか?」と尋ねた。患者はどの体質で、またなぜそのように見えるのか、ほかの韓医師たちの意見を十分に傾聴したあと、その韓医師は述べた。そのときの表現も受動態であった。「そうですね、私も少陽人に感じられます」。

これら受動態の表現は、診療の相談をしながら患者の姿、姿勢、言葉の表現、症状など、一挙一動に集中する韓医師の態度とよく通じる。韓医師は主体の位置にあるが、受動的に患者の状態を受け入れてもいる。すでに決まっている疾病独立体を「発見」し、確認するのではないことから、「血糖値が一四五です」といった断定的な表現は使わなかった。主体と客体が出会う瞬間の揺らぎがあり、東アジア医学はこの瞬間の状況を言葉に込めようとする。存在を消去されない主体が身体の状況を充分に受け入れることで成り立つ知が、「感じられます」という表現に込められている。

医療の現場で身体をどのように知り、表現するのかについてより深く知るために、美術の助けを得る方法もある。美術と医学を重ねてみるとき、主体と客体(対象)の問題、そして表現の問題はより明確になるだろう。「美術は根本的に（…）主体が対象（客体）をどのように見るのかが核心」（ジョン・ヨンベク 二〇〇八：8）であるためであり、美術の思潮は世界を眺める枠組みとその枠組みにもとづいた表現によって違いが出るためだ。

03 医学と美術、表現の問題

ゴッホと東アジア医学

ポスト（後期）印象派の絵には、東アジア医学がどんな医学なのかに関する重要なヒントがある。脈をとる人ととられる人のあいだの揺らぎが東アジアの医書に表現されているように、ポスト印象派の絵には、画家と画家が対面した世界のあいだの揺らぎがあらわれている。例えば、ポスト印象派を代表するゴッホの絵画《星月夜》において、夜空のまだら模様のような筆致は、ゴッホと夜空のあいだの揺らぎを表現する。ポスト印象派の絵は写実主義の絵と異なる。両者とも世界を表現しようとしているが、写実主義には写実主義の方法が、ポスト印象派にはポスト印象派の方法がある。写実主義は、世界に存在する対象たちを「写実的」といわれる画法で表現しようとする。写実主義は対象と距離をおいて世界を描こうとし、対象を強調する。反面、ポスト印象派は描く人と世界のあいだの相互作用に注目する。《カラスのいる麦畑》で、麦畑の上の暗雲に込められた筆致を通して、ゴッホは自分と世界のあいだに生じている情感を表現した。ゴッホは、自身と自身が今眺めている世界がつながっていることをあらわしたのだ。

ゴッホのこのような絵を、写実主義を含めたポスト印象派以前の基準で見れば、美術作品とは言い難いかもしれない。写実主義以前にも、写真のように「写実的」である絵が描かれ続けてきた。生前のゴッホの絵が見向きもされなかったのも、そのためであった。しかし、描く人と描かれる世界の相互作用を通してあらわれる対象をもって世界を見はじめることによって、また一つ、世界に対する新たな視線が生まれる。ゴッホの絵が認められ、その美学を人々が受け入れるようになったのも、このような過程を通してであろう。ゴッホは〔主体と客体が〕つながっている状況を描いた。脈についての表現も同じだ。それは韓医師の手と患者の手首がつながっている状況に対する表現だ。東アジアの医書で、今捉えている脈の様相をあらわすため「指に洪水が起こっているよう」という描写をしたように、ゴッホは星々の「洪水」のような夜空を筆致で表現している。

ポスト印象派と東アジア医学は、「流れ」があるということも共有している。風が吹き、カラスが飛ぶ麦畑の上の暗い空には、流れがある。《カラスのいる麦畑》は一枚の絵だが、

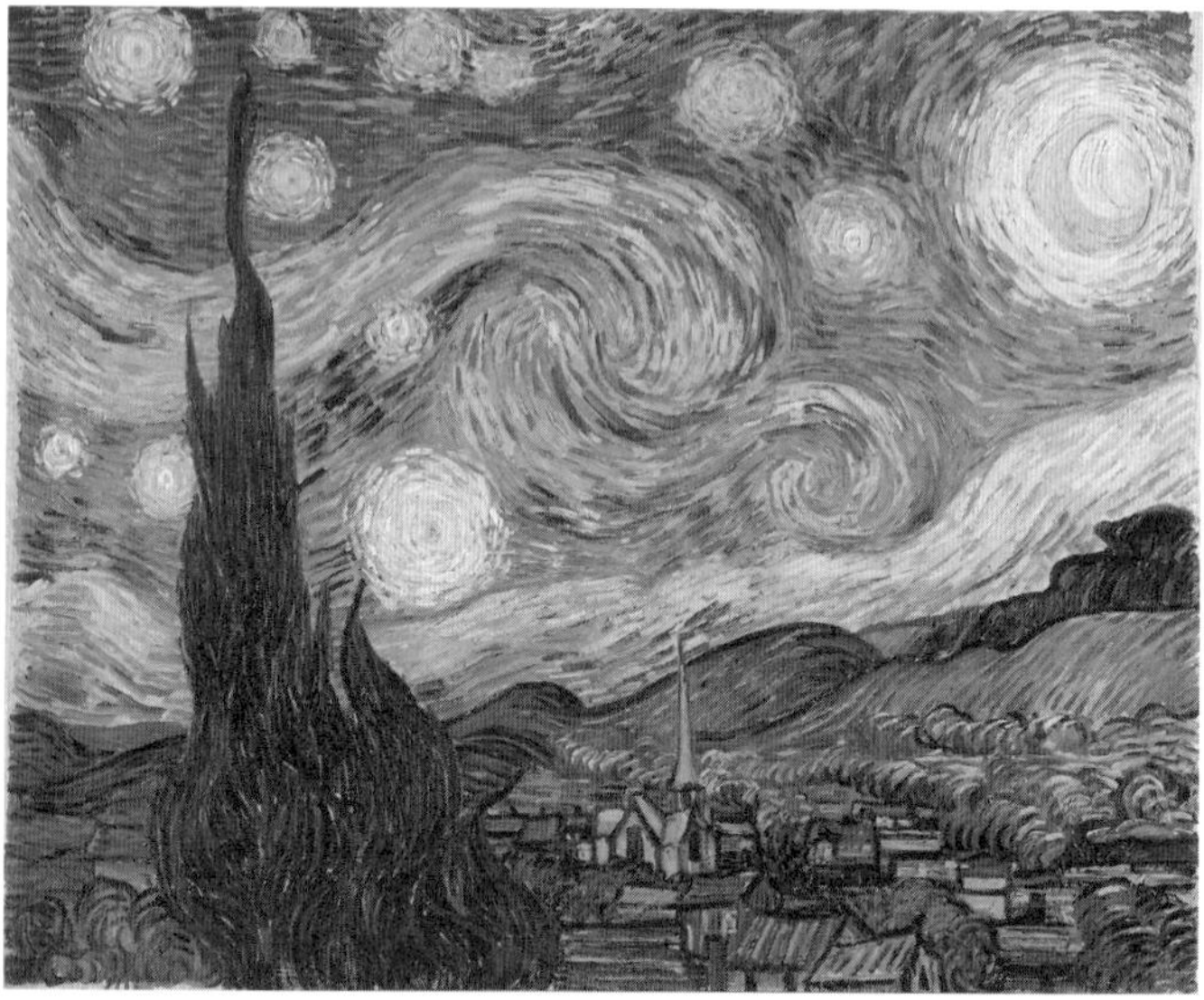

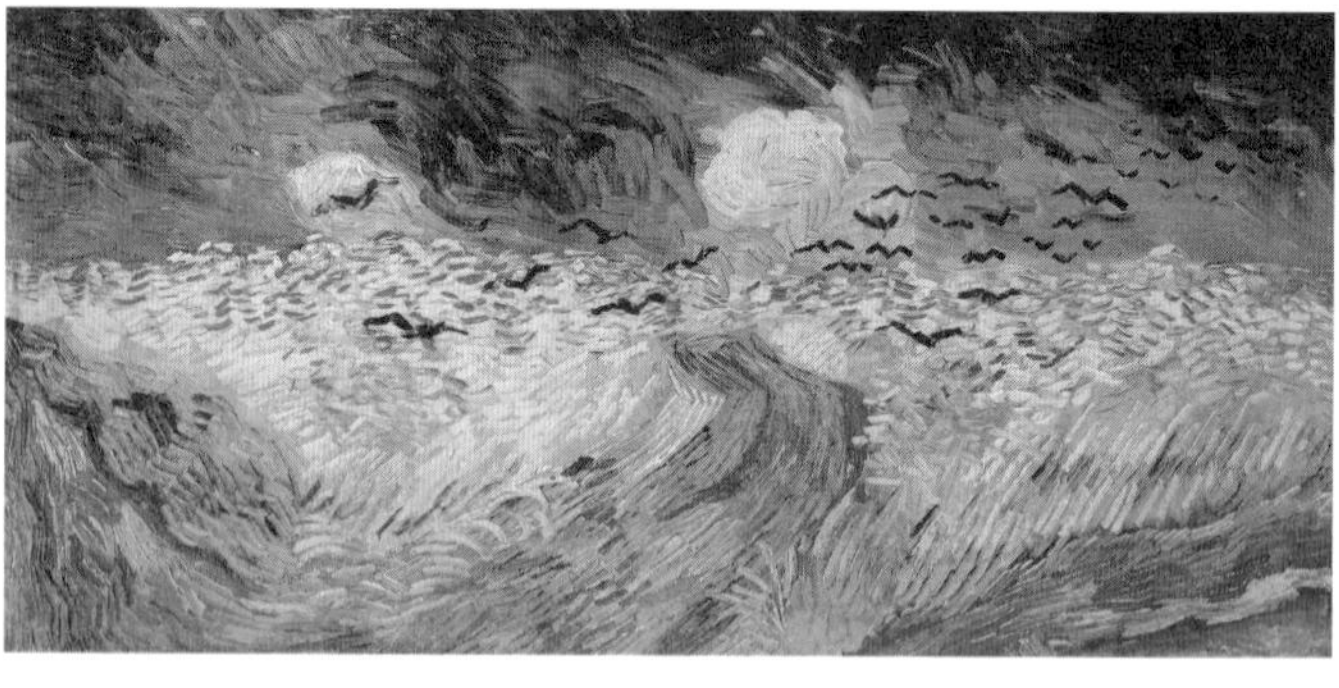

上：ゴッホ《星月夜》(1889年)
下：ゴッホ《カラスのいる麦畑》(1890年)

前後の場面がある。前の場面では、暗雲が立ち込め、風が吹いて土煙が舞い上がり、カラスが飛び立つだろう。後の場面では、大きな雨音が聞こえはじめるだろう。雷が鳴るかもしれない。カラスが飛ぶ麦畑を写実的には描かなかったものの、より生き生きとした世界の様相があらわれている。それはゴッホが躍動する流れを捉え、その流れの様相を絵に込めようとしたためだ。

木、人、土、家、夜空、カフェテラスなどの全ての存在の流れを、つまりはその存在たちが織り成す世界の生き生きとした様《さま》をゴッホは目にし、人々と共有することを願った。ゴッホは彼が眺めた世界を表現するため構図、色感、筆致などを、独自のスタイルとして新たに構成し、絵の中にあらわした。同じく、脈に対する東アジア医学の表現は、気血の流れを読者たちと共有するための努力であり、描写的な叙述もまた、流れがある生命の様相を生き生きと表現するためのものだ。

私たちが世界を知り、表現する方法は一つではない。複数の医学のように、美術史は世界を知り、表現する方法が複数あることを示している。写実主義とポスト印象派の差異を、西洋医学と東アジア医学の差異として読むことができる。対象に対する強調、固定に対する強調は、世界を眺める枠組みとして写実主義と西洋医学が共有するものだ。主体と客体のあいだの相互作用と生き生きとした流れに対する強調は、ポスト印象派と東アジア医学が共有する枠組みだ。これを表現するには、それらがあらわれるまさにその瞬間の場面こそが重要だ。ゴッホの「写実的」でない絵が生き生きと感じられる理由も、このためだと思われる。脈象の表現も描写的だが、それらも生き生きと生命の様相をあらわしている。世界を眺める枠組みが一つでないように、身体を眺める枠組みも一つではない。眺める方法が一つではないのだから、見たものを表現する方法も一つではない。これが西洋医学の言葉と東アジア医学の言葉に差異が生じる理由だ。

幾何学と遠近法なしに見ること

ポスト印象派は、先行する視線の枠組みにとらわれない点においても、東アジア医学を想起させる。ポスト印象派の絵は、遠近法と幾何学的なアプローチを通して描かれた写実主義の絵と異なる。ゴッホの《ひまわり》にも、このような枠組みからの脱却が観察される。まず、花瓶が立っている床あるいはテーブルが整っていない。花瓶も左右対称ではない。花瓶自体が右のほうに若干傾いているようだ。《ひまわり》は、写実主義に属するギュスターヴ・クールベの《花のバスケット》と比較される。クールベの花瓶は幾何学的に整った楕円の形だ。床も整った水平だ。クールベの花瓶は、クールベの写実的な花々とよく似合う。ゴッホの花瓶と床は、ゴッホの躍動感あふれるひまわりとよく似合う。パッと花開いていたり、首を深くもたげたりしているさまざまな様子の花々と調和を成す。ポスト印象派は遠近法を扱わないようにし、幾何学的な前提からも脱却しようとした。したがって、おぼつかないような感じもする。居心地が悪く感じることもある。しかしポスト印象派の絵は、私たちを幾何学と遠近法の枠組みから脱却させ、異なった枠組みで世界を眺める可能性を開いてくれる。[13] モーリス・メルロ＝ポンティは、先行する視線の枠組みに埋没しないポスト印象派の可能性に注目した哲学者だ。[14] 彼は私たちの視線に刻まれた先行する視線の枠組みの存在を指摘し、次のように述べた（メルロ＝ポンティ 一九八五：24／18）。「対象の輪郭は、（…）可視的世界に属するものではなく、幾何学に属している」。

写実主義における先行する枠組みが、ポスト印象派においては存在しない。写実主義に

13　ここで眺めるというのは、実は正確な表現ではない。能動的な主体を前提としないからだ。これについては、「おわりに」のメルロ＝ポンティと脈診に関する議論を参照されたい。

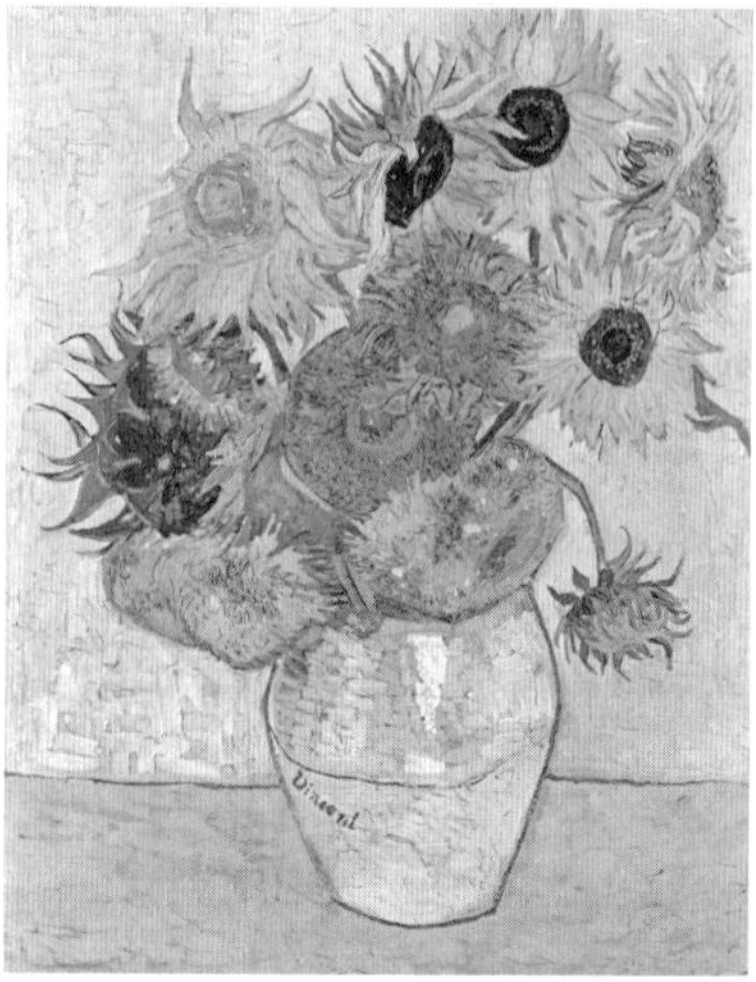

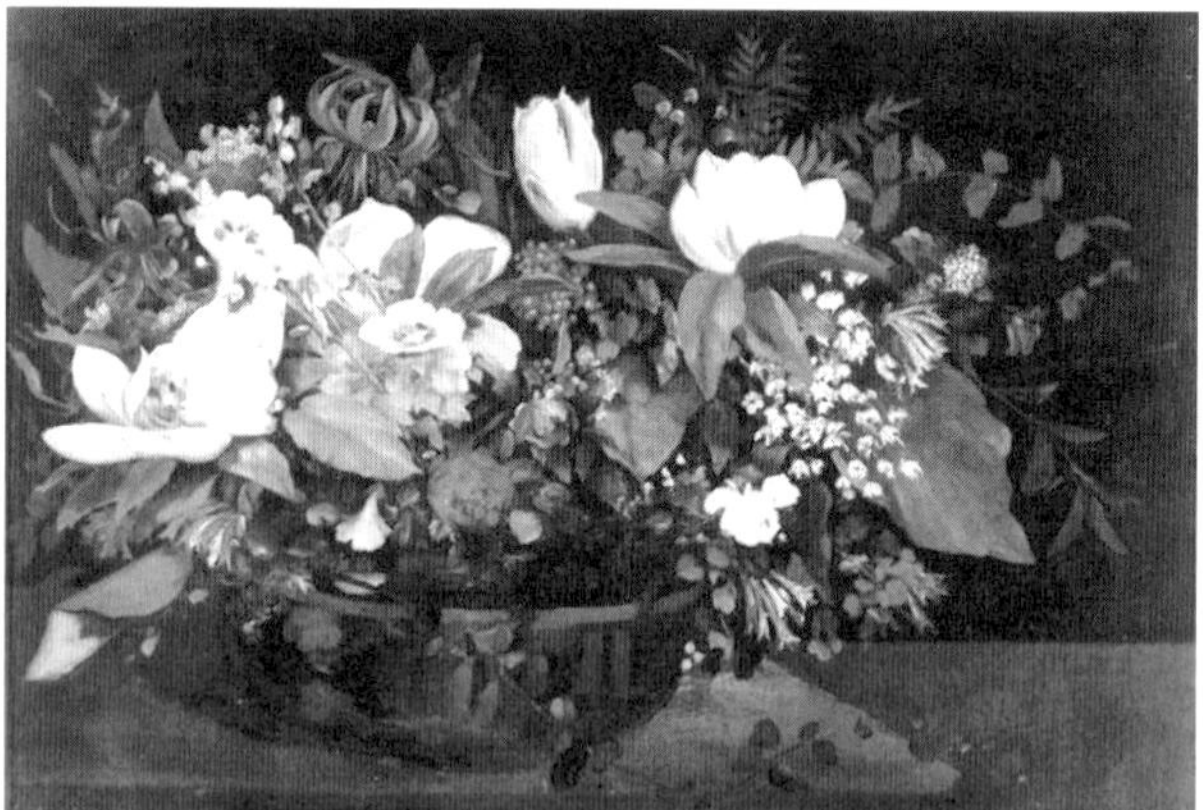

上：ゴッホ《ひまわり》（1888年）
下：クールベ《花のバスケット》（1863年）

おいて風景を眺めるとき、遠近法を投影すれば遠近法をもとに風景が描かれる。遠近法ありきだ。遠近法の枠組みを基準に、画家と描かれる事物の距離にしたがって、事物の大きさが表現される。幾何学的なアプローチについても同じだ。クールべの花瓶のように、円、楕円、四角形のような幾何学的に基準となるような形をもとに、世界が表現される。しかしポスト印象派は、このような幾何学と遠近法という先行する枠組みを進んで抜け出そうとした。世界の生き生きとした流れをまず受け入れる。そしてそれを表現するために、基準となる先行する枠組みを使用しないようにした。安定した枠組みを用いることよりも、世界の流れを表現することを重視している。

脈についての表現も同じだ。拍動の大きさ、速さ、頻度のように、すでに与えられた枠

14　メルロ゠ポンティは、「私たちはどのように世界を知るのか」（私たちはまだこの問いに対する回答をうまく出せていない）、また「その世界を知る私たちはどのような存在なのか」という問いを抱いた哲学者だ。彼の哲学的な問いは、「主体と対象の関係」という主題を通して、本書で扱う医学、そしてポスト印象派の美術と出会う。メルロ゠ポンティの哲学と東アジア医学の接点に関しては、Kim（2017）、メルロ゠ポンティの哲学と芸術に対するより深い議論に関してはシン・インソプほか（二〇二〇）を参照。

組みで測定するというよりは、脈があらわす患者の状況を最大限受け取ろうとする。大きさ、速さ、頻度といった枠組みで、心電図を測定すれば、その変数については確実に知ることができる。[15] 西洋医学の知はそのように身体を取り扱う。しかし東アジア医学の知は、生命の流れのほうにより関心をもつ。先行する視線の枠組みとそうでない枠組みとでは、知ろうとするものに差異がある。対象を強調して固定し、世界を知ろうとする場合には、前者が合うだろう。世界の流れを読んで知ろうとする場合には、後者がより適うものだろう。このような表現方法の差異は、西洋医学と韓医学の医療現場で、医療者と患者が分かち合う会話にもあらわれる。

15　西洋医学でも、手首に手を置き身体の状態を診断する拍動学（sphygmology）が一九世紀まで重要な診断法として使用されていた。この診断で捉えようとしたのが拍動の大きさ、速さ、頻度などの変数であり、そのような内容は今の心電図検査に残っている（栗山　二〇一三）。

04 先行する枠組みと後行する定規

先行する枠組みをもって話すこと

病院でなされる対話では、「数値」のような先行する枠組みが、相談の重要なテーマとなっている。

医師　今日〔の空腹時血糖値〕は二七〇です。HbA1cは七・二パーセント。悪くなられました。

患者　七・二ですか？

医師　なぜ悪くなられたのですか？

糖尿病で四週間ごとに定期検査を受ける患者が慢性疾患クリニックを訪れた。医師は前回の受診時の数値と今回の数値を比較し、問題を把握する。次に、数値という先行する枠組みを用いて生活上の問題点を探していく。前回の受診時よりも血糖値や HbA1c の数値が高くなったのであれば、その理由を生活から探すのだ。食事の管理、運動量など、数値が悪くなった原因を日常生活から一つずつ模索していく。続く対話を見てみよう。「なぜ悪くなられたのですか?」という質問に、同行した患者の保護者が代わりに回答した。

保護者　最近食べ物をかなりたくさん食べているようなのです。味付けもかなり塩辛いものを。(患者を見ながら) 食事の管理が必要だと思います。

患　者　今回なぜ悪くなったかというとですね。食事を調節しないからなのか……。少し何かすると、何も見えなくなりめまいがして冷や汗が出て、本当につらいんです。朝食を食べ、昼食を食べ、間食を食べ、食べ続けていれば楽なんです。

医　師　運動はされますか?

患　者　やったほうがいいとわかってはいるのですが……。

写実主義の絵では、幾何学的なアプローチと遠近法の枠組みから世界を眺め、表現したように、西洋医学では疾病独立体、ここではグルコースを特定し、数値化し、その枠組みで患者の生活を眺める。数値という枠組みが先行している。各患者にはそれぞれの日常がある。生活していれば血糖値が上がることもあるし、下がることもある。そのような状況の変化を眺める枠組みが、病院ではすでに与えられている。幾何学的なアプローチと遠近法の枠組みで風景を見る方法と似ている。

先行する枠組みの重要性がはっきりと浮上するのは、皮肉にも、数値に問題がない次のような患者の場合だ。

医師 一四五の六・七。良くなられましたね。最近よく管理されているようですね。

患者 はい、食事の管理を一生懸命やっています。運動も新たに始めました。

医師 いいですね。次は四週間後に来てください。

数値に問題がなければ、数値が悪化した患者の場合とは異なる会話が進行される。前回の受診時ほど空腹時血糖値やHbA1cの数値が高くなっていなければ、相談時間も短くなる。先行する枠組みに問題がないため、生活上の問題を探す必要がない。「次は四週間後に来てください」と、相談の終了を意味する言葉で会話が終わっている。

枠組みなく述べること——または後行する定規

韓医師　（まずは脈診を終え、本格的な相談を始めながら）今日はどうされましたか？
患　者　腰痛です。
韓医師　いつからどのように調子が悪いのでしょうか？
患　者　約二か月前から……。
韓医師　きっかけはありましたか？
患　者　もともと少し痛かったのですが、最近悪化したようです。
韓医師　ひょっとして、食習慣は乱れていませんか？　夜にたくさん召し上がったりは？
患　者　ごはんはあまり食べません。
韓医師　ごはんをあまり食べないのですか？　ではどのようなものを召し上がりますか？

患　者　……。

韓医師　一日に口にするものをおっしゃってください。朝食は召し上がりますか？

患　者　うーん、食べないときが多いです。

韓医師　食べないときが多いのですね。昼食、夕食はどうでしょう？

患　者　同じく食べないときが多いです。

韓医師　昼食、夕食を食べないときが多い。それではええと、パンのようなもので済ませていらっしゃいますか？

患　者　はい。

韓医師　夜遅く召し上がる場合もありますか？　何時以降は食べないなど、そういったことはありますか？

患　者　いいえ、ほとんどありません。

韓医師　夜遅く召し上がるときもありますね？

患　者　はい。

韓医師　就寝は何時頃ですか？

患　者　三時です。

韓医師　今の脈から顕著なことはですね、消化器のほうの脈があまり良くないんです。……これは、食事が規則正しくないときもそうですが、……また夜遅く食べたりそのような生活が繰り返されれば消化機能が弱くなるんですよ。

患　者　ごはんを食べると消化できず、腹痛が起きるんです。

韓医師　いつからそのような状態ですか？

患　者　もともと、私がストレス性……。何だったっけ？

韓医師　胃炎？

患　者　はい、ストレス性胃炎があるのですが最近悪化しています。

韓医師　最近ですか？

患　者　一、二か月前からです。

韓医師　最近ストレスを受けることがありましたか？

患　者　……。

韓医師　今、腰痛でお悩みですよね。腰が痛い場合、いくつか理由があります。今のように食習慣が不規則でも消化器の不調から腰が悪くなることがあり、ストレスが強くても腰が痛くなることがあります。

患　者　……。

韓医師　本日は腰を重点的に治療しますが、消化器のほうも一緒に治療するようにします。こちらへたびたび通院することはできますね？

腰痛で韓医院を訪ねてきた患者と韓医師の対話の場面だ。韓医師は、腰痛という流れの滞った身体の状態と関連した生活要因を探し出そうとしている。韓医学では、数値のようにあらかじめ決まった先行する枠組みがないために、問診の過程に時間が多く割かれる。韓医師は対面を通して、患者の身体の状態や原因を直接把握していく。

かといって、東アジア医学に〔西洋医学でいうところの〕枠組みがないのではない。ただしその枠組みは、先行する枠組みではなく後行する定規というべきものだ。相談で話される実際の生活、脈診で今この瞬間あらわれた脈、顔色などは、その定規に先立っている。韓医師はその諸現象を、医学的な判断につなげる。この後行する定規は、順調な流れが乱れたことを可視化するための理論だ。韓医師は、生活が不規則で食事をまともに摂っていないことが身体の流れを不安定にしていると見て、腰痛の原因として食傷、すなわち飲食の過少および過剰摂取という定規をもってきた。

ここで、西洋医学の先行する枠組みと東アジア医学の後行する定規には、質的な差異があるということをはっきりさせる必要がある。幾何学や数値は、対象を特定し、指示するのが得意な装置だ。別の表現をするならば、特定し、指示することができる西洋医学の対象は、幾何学と数値の枠組みと相性がいい。これに比べ、東アジア医学の定規は包括的だ。医療的な対象だけを強調せず、主体と客体の関係を重要視するその定規は、西洋医学の枠組みと異ならざるをえない。身体の物質的な要素だけではなく、気のような存在まで扱うという事実もまた、ここに影響を及ぼしている。

西洋医学の枠組みは、指示と関連しているために明瞭だ。「今日は二七〇です」は、指示することができる「これ」(グルコース)が、前回より多いという意味だ。「これが多い」という表現において、しかも「これ」が数値化されている状況において、別の内容をもちだすことは容易ではない。血糖値が正常なとき相談が終了することもあるのは、そういうわけだ。東アジア医学の定規は、「あれ」、「これ」と直接的に指示できる対象とのあいだに一定の距離がある。韓医師が患者との相互作用を通してあらわれたものを「読み解いたもの」の名前が食傷であり、中「風」、傷「寒」のような過度に突出した六気である。読むということは、余地があるということだ。対象を数値であらわすような余地がない指示とは異なる。このような差異が、東西医学で使われる言葉に鮮明な印象とそうでない印象を与える。

客観について

医学的現象をあらわす際、主体と対象（客体）が関係を結ぶ方法と、枠組み／定規が異なる状況で、西洋医学と東アジア医学の言葉は異なるほかない。言葉の表現方法に、多くのことがつながっているのだ。ある側面だけを見て二つの医学の差異について断言してしまえば、西洋医学と東アジア医学をよく理解する道は閉ざされてしまう。

数値の枠組みが先行する西洋医学の慢性疾患クリニックでは、患者が日常生活で経験する症状と不便さについて、数値ほどは強調されない。数値がよく管理されている場合、患者が症状を訴えても副次的なものとみなされるときがある。しかし、患者の訴えが重要視されない状況について、西洋医学は「非人間的だ」とか「還元的な医学だ」と一言で断定すれば、西洋医学の一面だけを見ているといえるだろう。今まで議論してきたように、そのような状況は、特定と指示が可能な医療的対象を強調する、西洋医学の方向性と共に言及されなければならない。西洋医学の方向性は例えば、先端科学技術につながる成果を成したといえるとする（科学技術と西洋医学が双方とも、指示可能な対象を強調するという共通点は、二つの分野のつながりの重要な基盤を成す）。その場合、患者の主観的な症状に対する軽視は、そのような成果にともなう副作用の一面といえる。同じように、韓医院で患者の症状に関心をもつことを、韓医学の人間的な側面ということはできない。韓医院で「三分診療」が珍しいのは、それが人間的な医学だからではなく、先行する枠組みなしに患者の状態を把握する、あるいは把握しなければならない東アジア医学の方向性のためだ。

同じく、東アジア医学が客観的でないという批判は、文脈を全て断ち切ってしまった捉え方に過ぎない。対象の特定と指示を強調しない東アジア医学の方向性を度外視した、断定的な発言だ。ここにはまた、全ての医学が対象を強調し、客体化して眺めなければならないという前提がある。強い言い方をすれば、そのような捉え方は暴力的だ。ポスト印象派の絵画を見て、写実的でないと非難することと同じだ。ゴッホの絵画が写実的でないという非難が適切でないように、東アジア医学が客観的でないという非難も適切な批判とは言いがたい。ポスト印象派の絵画は、世界を眺める枠組みが一つでないことをあらわしている。東アジア医学もまた、身体を眺める枠組みが一つではないことを述べている。

本書は、客観的でない医学の擁護を目的としているわけではない。客観とはどのような眺め方であるかを、まずは「客観的に」考えてみようということだ。そこにつながった認識と言葉の表現方法に、目を向けてみようということだ。そして、客観のない知も存在できるという点について、考えてみようということだ。客観は歴史的現象だ。啓蒙主義以後、近代的な自然という概念が台頭し、その自然を眺め、再現する社会的活動の中で地位を得たにすぎない。[16]

それは当然の知の枠組みとして私たちに刻まれているが、世界を眺める枠組みには客観だけがあるのではない。私たちが客観に対し、一つの枠組み以上の価値を付与するとき、私たちは客観に閉じ込められる。客観のない知に目をつぶるようになる。「客観的でない」という言葉を乱発するようになる。世界についての知の枠組みが一つではないことを受け入れ、客観のない知の理解を試みるのならば、私たちは今までとは違う世界について話すことができる。「複数の」医療が聞かせてくれる一つではない世界についての知、従来の

16　歴史的現象としての客観と、これにつながる社会的活動に関しては、クーン（二〇一三）、ハラウェイ（二〇〇七）、Daston & Galison（2007）を参照。

知の外側にある知に目を開くときに開くまた別の世界、その世界の中で私たち自身が得るであろう異なる存在論的な可能性。本書の関心はそのようなところへ向かっている。

4章 鍼、身体の可能性を手伝う

침, 몸의 가능성을 돕다

01 「治療」ではない「治」

「治」という漢字

治《ち》という漢字は元来このような形だった。[1] この文字の姿は、東アジアにおいて、治療がいかなるものかについて多くを示してくれる。もともと「治」は、水［図］の流れに影響を及ぼすものの姿を具象化したところから始まった。ここにも「流れ」の意味合いがある。2章で、診断は流れの様相に対する表現だと述べた。そして病名は、流れが乱れ、別の表現が必要な状態となったその様相に名前をつけたものだと述べた。診断と病名が流れに関するものであれば、治療も当然、流れと関連するものであるはずだ。流れが滞っているとき、痛みと疾病を経験することになる。「治」はその流れを再び順調に戻すための努力だといえる。

ここで重要なことは、順調な流れがすでに存在するという事実だ。その流れは継続して

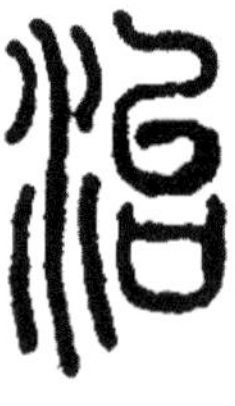

治という漢字のつくりは、治療が流れと関連していることを示している。

いる。しかし問題が生じる可能性もある。詰まることもあるし、遅くなることもあるし、かなり速くなることもある。その状態を普段通りにするために、流れの方向を完全に変える必要はない。再び本来の流れになるよう手助けしてやればよい。治の象形のように、水路に少しばかり影響を及ぼし、水がもとの順調な水路に沿って流れるようにすればよい。治の象形は、流れを手助けすることを表現している。すでにある水路をせき止め、新しい水路をつくる必要はない。そのような深刻な変化は想定していない。すなわち、東アジア

1　本章以降「治療」という言葉をあまり使用していない。治療は、近代以後の東アジアに定着した言葉だ。「診断」も同じだ。「自然」のように近代以後に定着した言葉を使用することで、近代以前の東アジアの思考について見逃してしまう可能性が生じる。3章で調べたように、言葉の中にはその言葉を使用する時代の観点が内在しているためだ。東アジアでは「治」、「診」など、一つの文字で表現しようとする傾向が強かった。これに比べ、近代的な用語は二文字以上で表現しようとする傾向が顕著だ。より正確に規定するためである。しかし、翻訳語の影響を受ける以前には、東アジアにおいてそのような規定に対する要求は強くなかった。明確に規定することのメリットもあるだろうが、そこには制限もある。簡単に規定できないものを除外するようになることが、代表的な制限だといえる。東アジアの思考とそれにもとづく医療について述べる本書では、東アジアにおけるもともとの言葉の使用法に可能な限りならっている。

医学では本来の順調な流れ、本来の生命の傾向を常に念頭におく。

身体の内外の治

流れの比喩は、東アジア医学の診断や病名のほか、「治」について述べる際にも助けになる。そして流れの観点を介した治を通して、東アジアの思考についていろいろと考えることができる。治という文字は治療にも、政治にも使用される。東アジアにおいて、政治と治療は大きくは違わない。東アジア最高の政治家とされる堯舜《ぎょうしゅん》は、何もしなかったと聞く。しかし、太平聖代《たいへいせいだい》〔豊かで安らかな時代〕を築いた。もちろん何もしなかったわけではない。要は、人為的に何かをしようとしなかった、ということだ。すなわち、民心の「流れ」を意図的に変えようとしなかった。広場で大がかりな刑罰を演出することはなく、監獄を増設することもしなかった。[2] それでも堯舜は太平聖代をつくりあげた。東アジアにお

2　これらは『監獄の誕生——監視と処罰』で例示される、近代以前と以後の代表的な処罰の形式だ（フーコー　二〇一六）。

いて、政治はこのような理想を抱いていた。人々の中にある順調な流れの可能性[3]を、その可能性のままに広げるのが政治なのだ、と。政治にも治療にも、東アジアでは本来の流れが常に念頭におかれている。その本来の順調な流れを具現化することで、人も社会も良くなっていこうとした。

したがって、東アジアで治が治療にも使われ、政治にも使われていることは偶然ではない。四象医学を主張した李済馬《りせいま》が『東医寿世保元《とういじゅせほげん》』で「深憂天下之不治《しんゆうてんかのふち》」（天下が治癒されないことを深く憂う）と言っていることもまた偶然ではない。この医学書で「天下之不治」（天下が治癒されないこと）について述べている箇所は、明らかに重義法《じゅうぎほう》だ〔つまり天下の不治と身体の不治の両方を意味している〕。『東医寿世保元』は特に、天下の順調な治と身体の治が別ものではないことを強調した。この本には堯舜も登場する。最初の章である「性命論」

3　「修身斎家治国平天下」が登場する『大学』の最初の文章には、「大学之道　在明明徳《ざいめいめいとく》」と述べられている。この文章において、後ろの「明」は形容詞であり、前の「明」は動詞だ。「（人にすでにある）「明るい」徳を「明らかにする」ことが大きな学びの要《かなめ》である」。明るい徳は、すでに人々の中にある。その明るい徳を自ら、または別の人々と共に明らかにすることが、大きな学び〔大学〕を追求する人がなすことなのだ。

に出てくる堯舜に対する議論を通して、その本の主題を知ることができる。私たちが善を好み悪を嫌うのは、堯舜と同じだ。しかし性《せい》〔人間としての本性〕と命《めい》〔本性の適切な使用〕は、堯舜と私たち一般人とでは用いるときに差異が出る。その差異を減らすには、人生の道理（理知）だけではなく、私たちが健康であることも非常に重要だ。[4] 性と命を役割に合わせて用いることで、心も体も健康な人生を送ることができる。[5] これが四象医学の核心だ。四象医学が例示するように、東アジアで政治と治療は多くのものを共有する。二つとも、流れに対する知と行為の体系として読むことができる。そしてこれが本書の後半部で扱う、

4　訳注：性と命は儒学用語。李済馬は儒学者でもあったため、彼の四象医学にもその影響が出ている。本性（性）を活かし役割を全うする（命）ことは、倫理的な問題のみならず健康の問題ともつながっているというのが、李済馬の四象医学の要旨である。

5　『東医寿世保元』の議論によると、性と命は、世界に対する知と行為の体系だと表現することができる。この体系は一つではなく、人によって差異があるため、李済馬は太陽人・少陽人・太陰人・少陰人の四象人に分けてみることを提案した。四象人は、自身に与えられた役割に合うように〔世の中を〕理解し行動することで、一つの存在として世の中における自らの役割を全うすることができる。これはまた、身体の道理（理知）を具現化し、健康に生きることとつながる。

東アジア医学の治療に対する重要なヒントとなる。「治」がもつ複数の意味は、身体の内外を眺める東アジアの観点を説明している。医療がいうところの身体に対する理解は、身体の外にある世界に対する理解とも密接な関係があるのだ。

02 自ら運行する身体

流れを助ける経穴

鍼《はり》と薬《くすり》は、東アジア医学が病《やまい》を治療する仕組み、言い換えれば体に治を施す仕組みについて教えてくれる。鍼と薬の治の仕組みは少し異なる。その違いはさまざまだが、次のように表現できる。薬に比べて鍼は、身体そのものの可能性により多くの関心をもつ治法《ちほう》だ。その可能性を充分に活用し、身体の順調な流れを助ける。鍼に比べて薬は、身体の外にある存在、例えば薬として使われる植物との関係がより深い治法だ。その関係が、流れを助ける際に主に作用する。鍼と薬、この二つの治の仕組みは、東アジア医学の治を理解するのに大きな助けとなる。またそれらは東アジアにおいて、いかに身体を理解し、外にある存在と関係を結ぶのかに対して、興味深い観点をあらわしている。

まず、鍼を通した治から始めよう。鍼について考えるとき、西洋医学の注射が思い浮かぶ。鍼も注射も、皮膚を貫通する針を通して身体に影響を与え、病む身体を健康な状態に戻そうとする点では共通している。しかし、具体的な治の内容においては明らかな差異がある。注射は、注射液という効能を備えた物質を体内に注入するが、鍼はそうではない。注射に慣れた人々にとって、鍼は無用に見えるかもしれない。西洋医学では研究を経て注射の中身が更新されるが、東アジア医学は長いあいだ同じ行為を踏襲しているように映る。だが二つの医学の治のあり方は、そもそもの前提が異なる。注射液という物質を注入し身体に変化を起こそうとする行為の背景には、人間〔の身体〕を物質として捉える西洋医学の観点がある。同じく、人間という存在に対する東アジア医学の捉え方の上に、鍼の治がある。

注射液のような外部の注入がないということは、逆に言えば、身体には自ら機能する余地があり、その余地を活かした治癒にこそ鍼の関心があるということだ。鍼は、身体本来の順調な流れを助けようとする「治」だ。そのためには流れの仕組みを知る必要があった。それと関連して、気が流れる道を知るようになり、そのうちの代表的な道を経絡《けいらく》と名づけた。経絡は、経脈《けいみゃく》と絡脈《らくみゃく》を合わせた言葉だ。縦に流れる気の通路を経脈と言い、横に流れる気の通路を絡脈と言う。こうして東アジアにおいては、気の流れに対する関心は、それら通路の上で気の流れに影響を及ぼすことができる効果的な場所に対する関心へとつながっていった。これがまさに経穴《けいけつ》〔いわゆるツボ〕だ。左記は『東医宝鑑』に出てくる経穴の表現を引用したもので、順番に合谷《ごうこく》、通谷《つうこく》、陽谷《ようこく》と呼ばれる。

親指から二本目の指の中手骨《ちゅうしゅこつ》〔掌や手の甲あたりの骨〕のあいだの深くへこんだところで脈が打つ場所

足の小指の外側、付け根の前に深くへこんでいる場所

手首の外側、尖った骨の下の深くへこんでいる場所

このように、経穴の名前には谷の字が多い。渓谷《けいこく》のように深くへこんだ場所をあらわす。陵、泉、丘、渓、澤といった文字も、経穴の名前によく使われる。経穴は地理と風水の意味合いをもっている。身体という地形において、経穴は明堂《めいどう》〔風水でいうところの非常に良い場所〕なのだ。経穴を集めた絵の名前も明堂図という。明堂は土地の経穴であり、経穴は身体の明堂だ。そこには治気《ちき》を成すことができる余地がある。つまり、気の流れを助けることができる最適な場所なのだ。

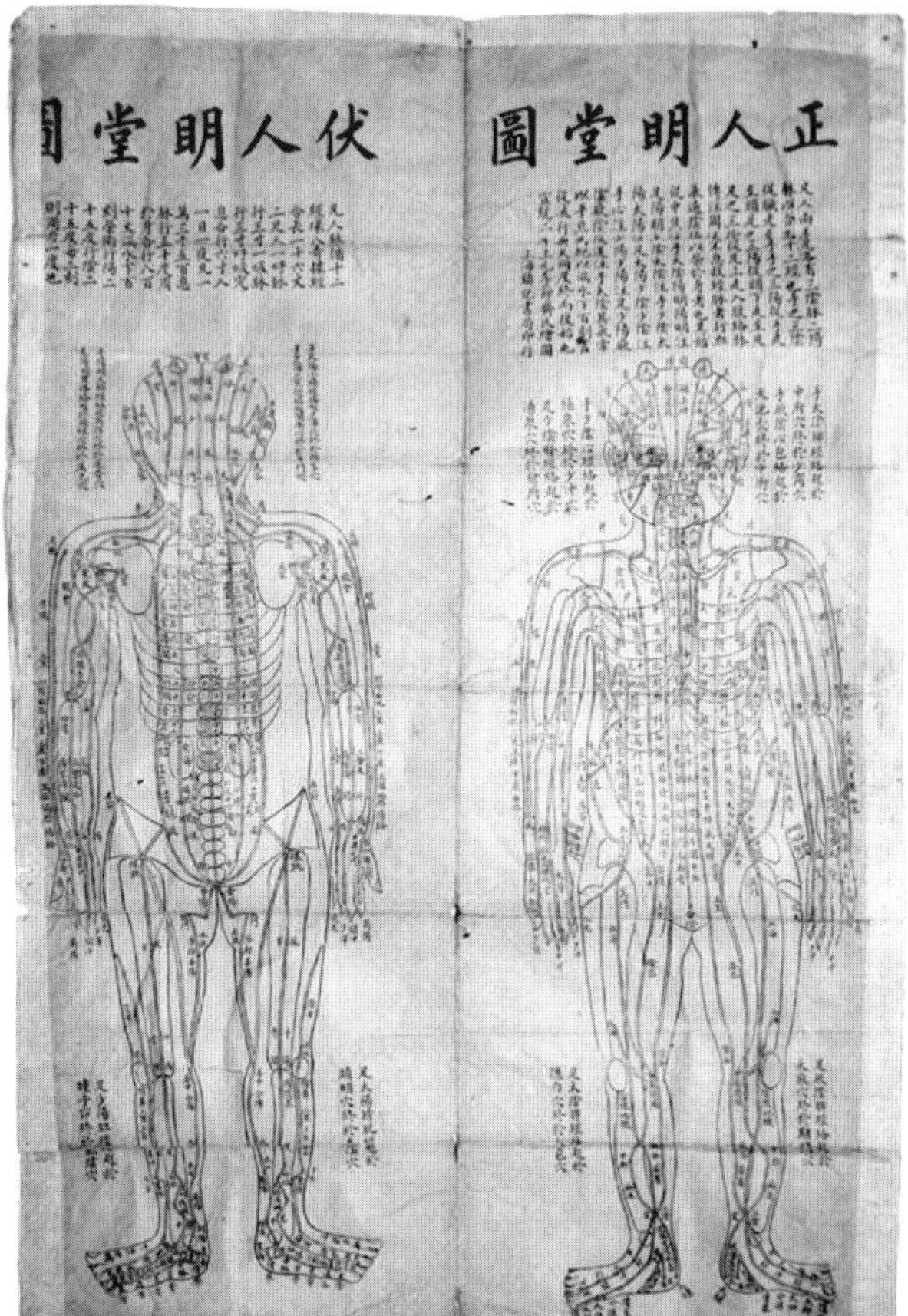

身体全体の経穴を描いた明堂図。左は身体の背面にある経穴を、右は正面にある経穴をあらわしている。

脈絡と経絡

鍼と関連した表現は、私たちが使用する日常の言葉の中に容易く見つかる。それらの言葉を掘り下げてみると、鍼を通した治がどのような意味をもつのか推測することができる。脈絡はその中の一つだ。基本的に脈絡という単語は、脈が経絡に従って流れるという意味だ。ある物事を「脈絡の中で眺める」ことは、その物事を全体的な関係と流れの中で見るということだ。それに合わせて対応する、ということだ。脈絡の中で眺め、その脈絡に合うように動けば事《こと》はうまくいくだろう。問題も解決するだろう。鍼を通した治も同じだ。身体の全体的な関係と流れの中で問題を眺め、手助けする。

「同じ脈絡」という言葉も、鍼を通した治に関して示唆に富んでいる。特に経穴と経絡の関係についてはそうだ。経穴自体が、ある脈絡の上に位置している。経穴は私たちの身体の上に無作為に散らばっているわけではない。その脈絡を指示する言葉がまさに経絡であり、経絡の名称が、経絡の上に位置する経穴の脈絡を述べてくれる。

例えば、「足太陽膀胱経《あしのたいようぼうこうけい》」という経脈の名称は、三種類の「脈絡」を示している。まず「足」

は、脚のほうに流れる経脈ということだ。[6] 次に「太陽」は、太陽、少陽、陽明《ようめい》、太陰、少陰、厥陰《けついん》に分かれる東アジア医学の経絡の分類方式によって付けられている。[7] この名称は、経脈の全体的な性質をあらわしている。最後に「膀胱経」は、この経脈が身体内部の五臓《ごぞう》六腑《ろっぷ》のうち膀胱とつながっていることを意味する。したがって足太陽膀胱経は、脚のほうに流れ、太陽の性質をもち、膀胱と関連した経脈だと読むことができる。長い名称が意味

6　経脈には、大きく分けて、脚を流れる足経《あしけい》と手を流れる手経《てけい》がある。
7　経絡に付いた太陽とは、四象医学でいうところの太陽とは異なる。太陽、少陽、太陰、少陰は陰陽の分類方式だ。陽をもう一段階分けて太陽、少陽とし、陰をもう一段階分けて太陰、少陰という。分類された名称は同じだが、どのような観点から分類されたのかによって差異が出る。経絡の太陽はその経絡の全体的な性質に対するもので、四象医学の太陽は、人の性情と臓腑の大小といった体質の分類に対するものだ。

東アジアでは同じ名称がよく使われる。同じ名称の言葉を同じ意味で受け取れば、その内容を誤解することになる。同じ名称であっても、どのような文脈で使用されたのかを調べる必要がある。東アジアの言葉を理解するために、文脈は特に重要だ。儒学における陰陽と、医学における陰陽は異なるほかない。東アジアの思考に対する誤解はしばしば、このような言葉のあり方から生じる誤解と関連している。

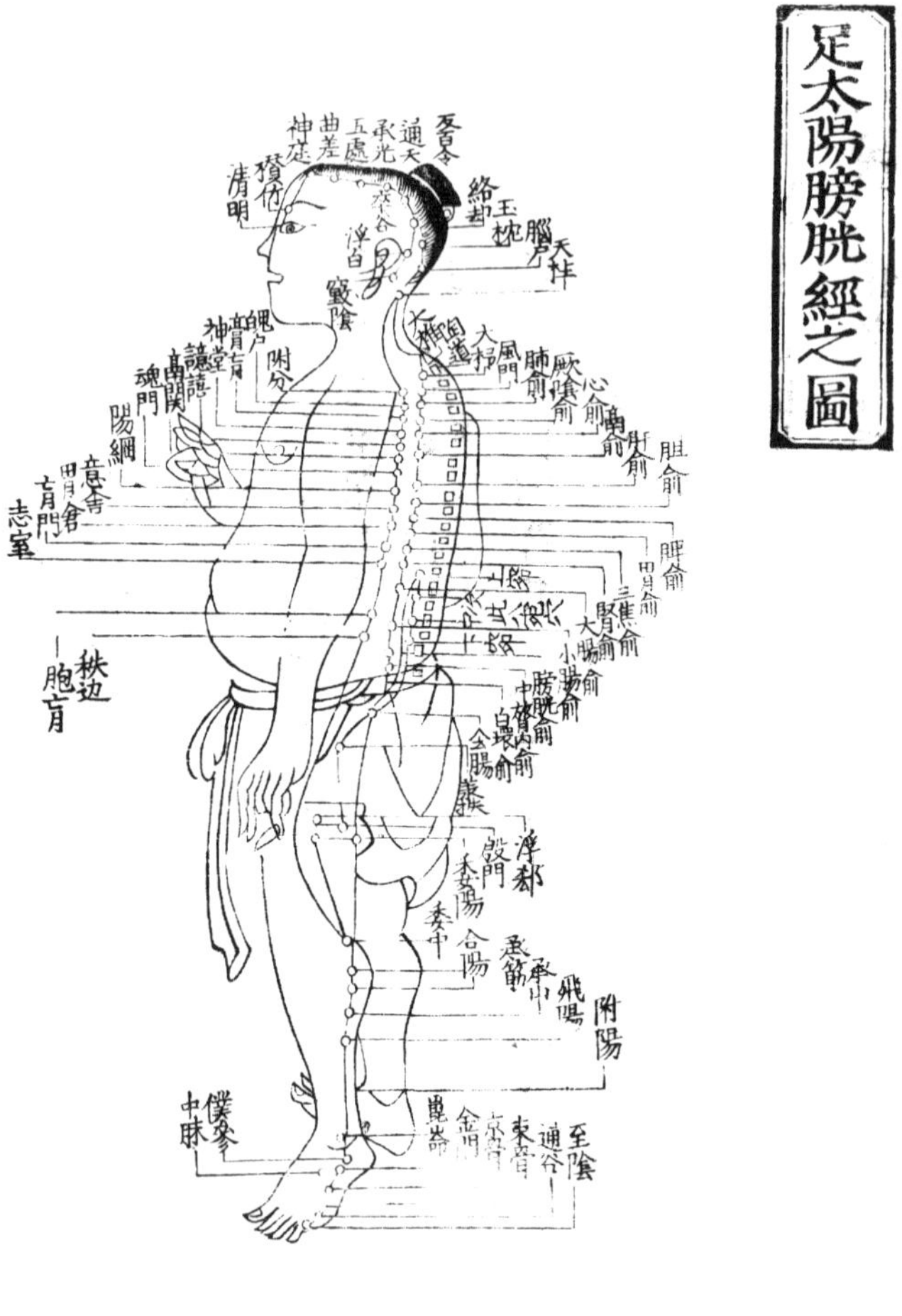

足太陽膀胱経はつま先から腰を回って頭と目まで続く。足太陽膀胱経という長い名称とその経路があらわすのは、あるつながりだ（韓国学中央研究院所蔵）。

するのは、結局のところ、あるつながりだ。すなわち「脈絡」に関することだ。

身体はつながっている

鍼を通した治は、私たちの身体のつながりをよくあらわしている。鍼治療は私たちの身体において、脈絡が届く範囲に注目する。特にこのような側面が目立つ鍼の流派に、舎岩《サアム》鍼がある。舎岩鍼は朝鮮時代に始まった韓医学の代表的な流派の一つとして、肘の下、膝の下に位置する経穴を使用する。したがって舎岩鍼では、頭が痛いときにもお腹が痛いときにも、肘の下、膝の下に鍼を打つ。韓医院では、頭痛と腰痛の治療のために足の小指のほうに位置する通谷穴《つうこくけつ》に鍼を打つ場面を見ることは珍しくない。これは私たちの身体がつながっていることを示す劇的な場面だ。

右の足太陽膀胱経の図で、足の外側にある経穴のうち二番目が通谷穴だ。通谷穴は足太陽膀胱経の上に位置し、この経脈はつま先から腰と後頭部を回って身体の前面にある目までつながっている。このような気の通り道を介して、つま先の経穴に鍼を打つことで頭痛や腰痛の治が可能になる。

ソウルのある韓医院で出会った男子小学生の事例を見てみよう。その児童は分厚い眼鏡をかけていた。夜間頻尿が、韓医院を訪ねてきた主な理由だった。母親によれば、児童の症状は手術後にあらわれた。腫瘍《しゅよう》のために病院で二度の脳手術をしたあと、夜に喉が渇くと言ってトイレに頻繁に行くようになったという。視力の低下も脳手術以後に出た症状だった。韓医師は、児童が経験している症状と関連する足太陽膀胱経に注目した。経脈の名称にある「膀胱」はいうまでもなく、頭（脳）と目（視力）を通る経脈の流れも、児童の症状と関連があった。韓医師は足太陽膀胱経が弱まっていることが問題だと捉え、その経脈の流れを戻す鍼治療を始めた。

その韓医院では、長期間の現地調査をしながら、鍼治療を通した児童の変化を目にすることができた。「今

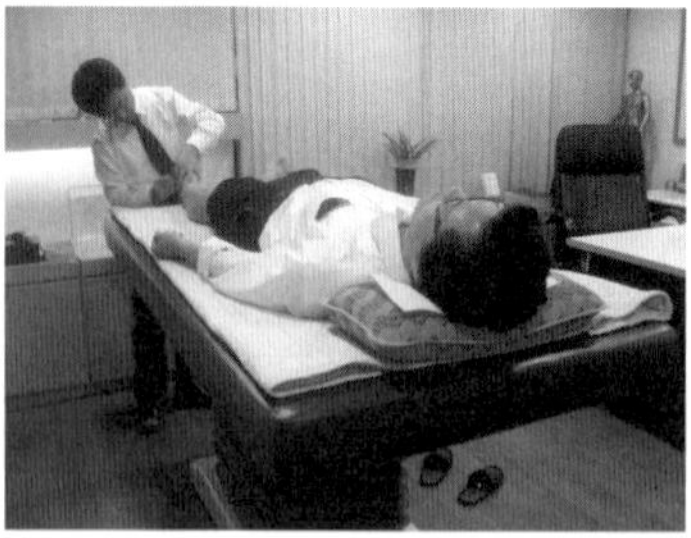
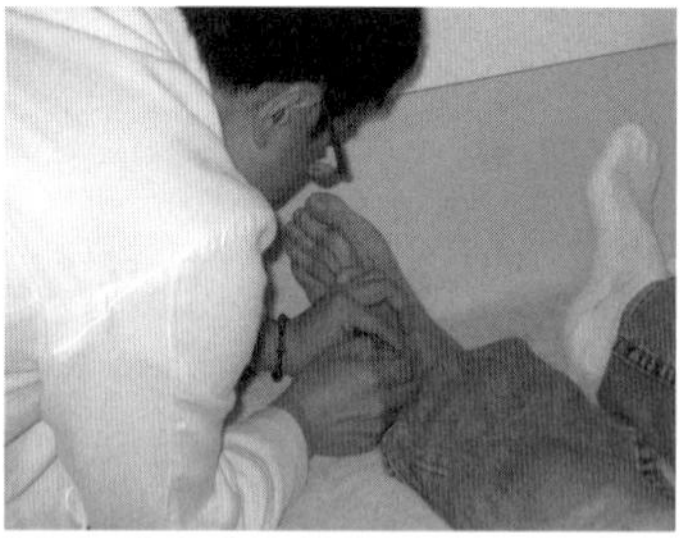

身体の上部の問題を治療するために、足のほうに鍼を打つ場面を目にすることは韓医院では珍しくない。私たちの身体がつながっていることを示す劇的な場面だ。

では夜に水は少しだけ飲みます。お母さんが（水筒に）水をいっぱいに入れるんですけどね。でも（最近は）飲まないときもあり、少しだけ飲むときもあります」。児童は鍼治療以後の変化をこのように表現した。児童の母も鍼治療が役に立ったと述べた。病院で視力検査を受けたが、視力が〇・一上がったと話した。脳手術後に視力が落ちたが、上がったことはこれまでなかった。〇・一だが、「大きな変化」だと述べていた（キム・テウ 二〇一六）。

03 濃密なアナロジーのネットワーク

ナチュラリズムとアナロジズム

鍼を通した治が、どのように成り立つのかを述べるためには、東アジアが身体を理解する枠組みについても同時に述べる必要がある。身体に対する理解をもとに、治の論理もつくられるためだ。東アジア医学で細胞、DNA、タンパク質の組み合わせで身体を見ないのであれば、その治の論理もまた、西洋医学と差異があるだろう。医学が身体を理解する枠組みは、医学の内部にのみ限定されるのではない。それは、医学の外にある存在に対する理解ともつながっている。これこそが、近現代西洋医学の身体に対するアプローチを論じるとき、真っ先にデカルトの哲学が引き合いに出される理由だ。ならば東アジア医学はどうだろうか？　東アジア医学は、身体と存在に対するどのような理解をもとに診断し、治を施すのだろうか？　これは、鍼を通した治を述べるために、必ず問わねばならない問いだといえる。このような問いを投げかけないのであれば、西洋医学以外のさまざまな医学に対する誤解が生じることになる。東アジア医学を含むすべての医学が、西欧哲学の枠組みで身体を理解するかのように思われることになる。このような誤解を超え、多様な「複数の」医療を見つめるためにも、身体と存在を理解する「複数の」枠組みは必ず調べてみるべきだ。

フランスの人類学者、フィリップ・デスコラは、膨大な人類学の研究資料を通して身体－存在に対する理解が一つではないことを示した。[8] 彼は存在に対する人類の理解を四種類に分類した（Descola 2013）。ナチュラリズム（naturalism）、アニミズム（animism）、トーテミズム（totemism）、そしてアナロジズム（analogism）だ。[9] このうち、今の人類が存在を理解する主たる枠組みがナチュラリズムだ。近代西欧であらわれたこのナチュラリズムは、近代化と西欧化の波の中で、存在を理解する主導的な地位を得た。ナチュラリズムは世界を、自然と文化、自然と人間に分離し、理解するという特徴をもつ。3章の冒頭で展開し

8　デスコラの議論は、人類の複数の存在論が、複数の身体に対する理解とつながっていることを見せてくれる。このような文脈から、ここでは身体－存在に対する理解、と表現した。

た自然《ネイチャー》（nature）と自然（「自《おの》ら然《しか》る《ずか》」）の議論にあったように、自然と人間を分けることを当然視する傾向は、ナチュラリズムの世界的な覇権《ヘゲモニー》を説明している。デスコラは、人類学の多様な現地調査資料を通して複数の存在論を提示しながら、現在主導的な影響力を行使しているナチュラリズムも、存在を理解する一つの枠組みにすぎないことを明らかにした。したがって、氏の本のタイトルは『自然と文化を越えて』だ。

ナチュラリズムは身体―存在を理解する唯一の枠組みではない。複数の医療は複数の存

9　本書ではナチュラリズムとアナロジズムを主題に据えたが、アニミズムとトーテミズムも人類の主要な存在論を構成する。アニミズムは、人間と人間でない存在による、内面のコミュニケーションを通した社会的関係の構築が可能だと理解し、トーテミズムは人間と人間でない存在が内面と外面の特性を共有すると理解する。

アニミズムとトーテミズムは現代文明とはほど遠い古代国家の話ではない。人類がもつ人間自身を理解する枠組みであり、人間以外の存在たちとの関係を設定する枠組みに対する名称だ。例えば日本において、その存在論の基底には神道というアニミズムがある。人間以外の存在たちと人間のコミュニケーションが、他文化圏と比べて浸透しているため、「ロボット犬AIBO（アイボ）」の葬儀が行われることがある。このように、社会的行為は存在論的前提とつながっているからこそ、存在論の議論が重要となっている（Jensen & Blok 2013）。

在論の上で診断し、治療する。デスコラの四種類の存在論の中で、アナロジズムは東アジア医学の存在論に関する分類だ。アナロジズムは、存在の基底を流れる原理に注目する。その原理が根幹を成しながら、または変化しながら、世界を構成している。このとき、アナロジー（analogy）とはその根幹の原理を成す言葉だ。[10] 陰陽、四時《しじ》、五行、周易《しゅうえき》の卦《け》が、東アジアのアナロジーの典型例だ。[11] 特に陰陽は、代表的な東アジアのアナロジーだ。陰陽は状況によって、天地、昼夜、雄雌《しゆう》、暑さと寒さ、静と動などに変化する。例えば天地、

10　本書では「アナロジー」を「類比」とは翻訳しなかった。デスコラの「アナロジズム」もまた、「類比主義」と翻訳せず、英語の発音通りに表記した。「類比」といって存在たちのあいだにある類似性を過度に強調すると、その基底に流れる原理を逃してしまう可能性がある。ここでは発音通り表記し、今後もっと適した翻訳を試みることを約束しよう（キム・テウ 二〇二〇）。

11　訳注：四時は文字通り、時の流れを四つに区分した「四つの時」を意味する。具体例として、春夏秋冬の四季や、一日のうちの朝、昼、夕、夜の時間区分が挙げられる。五行は「五行論」（自然界に存在するすべてのものを五つに分類する考え）の分類の基本となる五つの要素のこと。それぞれ異なる性質をもち、木《もく》、火《か》、土《ど》、金《こん》、水《すい》という。薬や食べ物、人体の部位なども五つに分類し、診断や治療に応用される。『周易』は儒教の代表的な経典とされた四書五経の五経のうちの一つで、日本では『易経《えききょう》』と呼ばれることが多い。卦は周易に出てくる易占《えきせん》の際に用いられる基本的な図象のこと。

昼夜、雄雌は、それぞれ、空間、時間、生物について表現された陰陽の例だといえる。陰陽という原理は、背景に応じた異なった様相であらわれる。世界は原理の変奏曲だ。しかし、〔変化の中にも〕根幹となる原理は依然として内在している。このような根幹の原理をもとに、デスコラの表現を借りるなら「濃密なアナロジーのネットワーク」、すなわち原理が姿を変えながらも成り立つ存在のネットワークこそが、アナロジズムの世界だ。アナロジズムは、東アジアの存在論とそれにつながる治を理解するために多くのヒントを与えてくれる。

陰陽と四時

東アジアの存在論をもとにして鍼を通した治について述べるために、「陰陽」についてもう少し調べる必要がある。陰陽は誰もが知る概念であるが（東アジアの外でも、yinyang と翻訳しないままに表記する）、誤解も多い。ここでは、陰陽に関する代表的な誤解をはっきりさせてから話を進めていこう。アナロジズムの特徴ゆえに、代表的な誤解が払拭されなければ、東アジアの存在論の前提が「誤解のネットワーク」に転化する可能性があるためだ。

陰陽は、しばしば昼夜や男女のような対立する対《ペア》を指すが、核心的なのは差異ではなくそのあいだで起こる相互作用だ。陰陽が必ず共に存在するからこそ、生命は芽吹き育つことができる。昼だけが続くことは不可能で、夏だけが続くことも同様であるように、昼と夜、夏と冬があるからこそ、変化する時間の中に暮らす存在も生きることができる。成熟していくことができる。人々を陽人、陽人のペア（太陽人／少陽人）、陰人、陰人のペア（太陰人／少陰人）に分ける四象医学も、血液型の性格分類のように、各々の差異だけを強調すれば、重要な含意を逃してしまう。四象医学は根本的に、人々の性情《せいじょう》（性質と心情）の差異を受け入れ、その差異が社会的な関係に及ぼしていく相乗効果《シナジー》に注目する。陽人と陰人には、性情の差異に拠った各々の役割がある。人々が各々の役割を全うするとき、その人々が構成する社会もまた、生き生きとした共同体となる。

陰と陽の本質を見落とし、差異だけを強調すれば、二つの要素が描き出す世界の前提を見逃してしまう。二つの要素のあいだに序列をつけるという誤りも生まれやすくなる。陰と陽がつくりあげる水平な軸を上下の軸に回転させ、陰陽を優劣として受け取ることは、東アジアのアナロジズムに対するよくある誤解だ。男女をそれぞれ陽と陰に割り振りながら差別を膠着《こうちゃく》化させようとする考えは、陰陽に対する代表的な転用であり誤用である。

もちろん陰と陽に差異はある。しかし、その差異について言及することだけにとどまり、序列について言及するためにその差異を転用すれば、それは陰陽について言及しているとはいえない。陰陽において重要なのは、その二者間の相互作用の関係が生命の潜在力をあらわしている、という点だ。流れと生命の可能性に価値をおく東アジア医学では、特にそうだといえる。

また、陰陽は固定された名称ではない。アナロジーのネットワークを成す「根幹〔の原理〕」ではあるのだが、それは思うほど堅牢《けんろう》な土台ではないのだ。陰陽は、天地、昼夜、夏と冬に変化する準備段階にある。昼夜の中でも陰陽は変化する。昼の時間に陽だけがあるわけでもない。昼が陽だが、太陽がちょうど昇っているときの陽と、中天《ちゅうてん》にあるときの陽とでは異なるだろう。それもまた、陰陽で説明することができる。夜からちょうど抜け出したばかりの朝は陰の中の陽、最高気温に達する昼間は陽の中の陽だ。陰陽とは、変化の渦中にあることへの名づけだ。しかし、その基底に流れる原理自体は失われない。それは原理だが変化する原理、変化するが根幹を失わない変化であり、それにつけられた名前こそが陰陽だ。

陰陽の変化はまた、別のアナロジーを生みもする。四時は陰陽の変化でありながら、またそれ自体が一つのアナロジー、すなわち根幹の原理である。四時は陰陽が内包する原理を具体化する。陰陽には陰から陽へ、陽から陰への流れが内在している。しかし、「陰陽」からはその過程がよく見えない。文字通り、四つの時《とき》を意味する四時は、陰陽が前提とする流れを見事にあらわしている。春、夏、秋、冬に季節が流れるように、朝、昼、夕、夜へと一日が流れるように、四時は流れに関するものだ。この流れは、大きくは陰陽の流れだ。すなわち、陽（春夏、朝昼）から陰（秋冬、夕夜）への、あるいは陰（冬、夜）から陽（夏、昼）への流れを意味する。

この四時の順調な流れは、存在を生きさせる。四季の順調な流れが生命を生かす。気候変動はこの順調さが損なわれたものだ。それにより生命が絶滅の危機に追い込まれる。2章のメニエル病患者の場合で見たように、四時の流れ通り夜にぐっすり眠り、昼に活気ある動作をする生活が身体を健康にする。四時の順調な流れが地球にも存在し、身体にも存在する。生命を生かす時空間、またはその中に暮らす生命それ自体もこのような流れの原理を共有するということが、四時の概念のいわんとするところだ。

生命は過程だ。生命は固定された客体ではなく流れの中にある。時空間を含め、すべての存在が流れの原理を共有している。これが東アジアにおける存在を理解する際の枠組みだ。このように東アジアにおいて、自然（しばしば空《そら》または天地と呼ばれる）と人間はつながっている。翻訳語の自然《ネイチャー》（nature）ではなく、自《おの》ら然《しか》ることの自然には、人間も人間でない存在も、事物も含まれている。すべてアナロジーのネットワークの中でつながっている。[12] つながりながら流れを共有する。存在は流れであり、その存在の痛みも流れの観点から読み解くことができる。治も流れに関するものだ。四時を共有する複数の存在は、その共通点を通してつながっており、このネットワークが鍼を通した治を可能にする。

姿をもった重層的な流れ

東アジアのアナロジーが示す存在と世界を一言で表現すると、「姿をもった重層的な流れ」といえるだろう。四時を通してこれを具体化してみよう。四時は流れを強調するが、

12　生命が四時の原理を共有するという東アジアの観点を、ガイア（Gaia）理論とつなげることができる。気候変動の危機に置かれている現状において、これについてはより一層の議論が必要となるであろう。

単に流れているわけではない。そこには根幹の原理だけではなく、原理を体現した「姿」としての様相がある。四時は時間のように流れをもつが、時間の意味合いのみを有するわけではない。それは空間的な姿ももっている。これにしたがって四時を表現してみれば、咲いていく姿、旺盛《おうせい》に拡張していく姿、広がっていた気を集める姿、気をさらに集めて貯蔵する姿となる。春、夏、秋、冬の気の流れが、そして朝、昼、夕、夜の気の流れが、そのような〔時間的・空間的な〕姿をもってあらわれるということだ。こうした姿があるために、鍼の治を通した身体の変化も可能になる。[13]

これら四時の様相ないし姿を表現するために、それぞれ生《せい》、長《ちょう》、収《しゅう》、蔵《ぞう》という言葉が使われる。これらはすべてつながっている。すなわち、姿をもつ流れだ。ここでは流れの順序が重要だ。その時々に合うように姿を整え、流れなければならないからだ。冬からすぐに夏になるわけではない。花開く春の気運〔生〕が、貯蔵する冬の気運〔蔵〕、すなわち固く閉じている冬のつぼみのような気の流れを踏み越えて出てくるからこそ、旺盛に拡張す

13　訳注：以下「気運」と訳す箇所は「気」と同義で捉えてもらって構わないが、気に流れや動きがあるさまを強調するために、あえて「気運」という言葉が使われている。

る夏の気運［長］も可能になる。したがって春は、夏を生むとしばしば言われる。夏から冬においてもすぐそうなるわけではない。収斂《しゅうれん》する秋の気運［収］が、拡張する夏の気運［長］を集めるからこそ、さらに縮まり貯蔵する冬の気運［蔵］も可能になる。よって、秋は冬を生むとも、秋は冬の親だともいわれる（キム・テウ 二〇一九）。このような姿をもつ流れが、東アジアの身体と生命に対する議論の核心のうちの一つだ。

したがって、四時は時宜《じぎ》にかなう活動と現象を表現する。生長収蔵は、時宜にかなう生命の活動とその順調な流れのことをいう。生長収蔵は自然にもあり、人間の身体にもある。身体内部の臓腑にも、この生命の活動の原理は通じている。また、臓腑とつながっている経絡と経穴にも、生長収蔵の気運がある。したがって四時の流れを、層が重なり合っているという意味で「重層的な流れ」と表現することができる。前にデスコラが「濃密なアナロジーのネットワーク」と呼んだものだ。[14]

生きているために生命は動く。その生きた動きの流れは、ある根幹をもっている。この

14　東アジア医学の古典である『内径《だいけい》―素問《そもん》』では四時（陰陽）にもとづくアナロジーのネットワークを「四時陰陽者　万物之根本也《こんぽんなり》（四時陰陽は万物の根本である）」と表現している。

原理は、原理が働く背景、すなわち場面に合わせて重層的かつ多様に表現され、変化する。生長収蔵のあらわれ方も同じだ。それが温度にあらわれれば寒冷温熱《かんれいおんねつ》、気候にあらわれれば風火燥寒《ふうかそうかん》となる。[15] 表現は異なるが、その根幹の原理は共有している。

15　文脈によっては四時は四つではなく五つ、またそれ以上に表現されることもある。しかし四時の根幹、あるいはより根本的にいうと、陰陽の原理は変わらない。春、夏、秋、冬のあいだに季節が変わる換節期《ファンジョルギ》がある。「長夏《ちょうか》」と呼ぶこの変化の時期を、陽的な春・夏の気運から陰的な秋・冬へと大きく変わる時のあいだに位置させれば、四時は五つになる。このとき、この五つの分類を気候とつなげれば風、火、湿、燥、寒となる。東アジア医学で気候を表現するときに使用する六つの分類である六気は、ここに暑《しょ》を追加したものだ（夏の気運は火と暑に分かれ、暑はかなり暑い夏の気運のことをいう）。

04 ネットワークを揺らす鍼

鍼治療の論理

ここでは、四時の枠組みで東アジア医学のアナロジズムを表現した図を参照しながら、鍼を通した治がどのような論理で成り立っているかに接近してみようと思う。一五六頁の図において、点線は身体の内と外を分けるために使用しており、実線でない理由は、身体の内外に関する境界が東アジア医学では明確でないためだ。生長収蔵という根幹の原理は、身体の外では風火燥寒（風、熱気、乾燥、寒気）の気運としてあらわれる。そして身体の中では、さまざまな部位によって変化する。

図に示されていないが、経穴、経絡、腑（胆、小腸、大腸、膀胱）、臓（肝、心、肺、腎）というそれぞれの部位から気が流れている。経穴にはそれぞれ、生、長、収、蔵の気運が際立った経穴がある。経絡、腑、臓も同じだ。各部位〔経穴、経絡、腑、臓〕の中だけでなく、ほかの部位で、同じ四時の気運をもつもの同士にも、〔四時の〕流れが存在する。例えば、生じる気運が際立つ経穴と経絡、胆〔生の気運の腑〕、肝〔生の気運の臓〕が、同じ「生」の傾向性を共有することでつながっている。収斂する気運が際立つ経穴と経絡、大腸、肺もやはり、「収」の傾向性を共有することでつながっている。このように、横と縦のつながりが絡み合い「濃密なアナロジーのネットワーク」を成している。

このように、姿を共有する重層的な流れを知っていれば、その関係性を通して流れを順調に取り戻すことができる。鍼を通した治は、このアナロジズムの特徴を充分に活用し、目的意識をもってそのネットワークを揺らす。流れを補助し、気の変化を誘導する。[16] アナロジーのネットワークが作動する原理をもとに、経穴と経絡の四時の関係を利用し、鍼による治を施すのだ。

16　鍼の流派は多様に存在する。前に言及した舎岩鍼だけではなく八体質《はちたいしつ》鍼、百角《ひゃっかく》鍼、五行鍼などの流派や、痛む部位を刺激して痛みを緩和させる流派もある。西洋医学が身体と存在を理解する枠組みに、鍼の治をつなげたハイブリッドな流派も存在する。西洋医学の生理学と解剖学にもとづいた流派について述べるためには、別の説明のし方が必要となるだろう。本書では、アナロジズムにもとづいた東アジアの理解の枠組みで鍼について議論する。

脳手術後、頻尿になった患者の事例を見ながら、このような鍼治療の論理を具体化してみよう。弱くなった膀胱経を助けるために、まず経脈間の関係を見る。貯蔵する冬の気運に対し、収斂する秋の気運が親の役割を担っているように、膀胱経の貯蔵する気運を励ますことができる、大腸経の収斂する気運に力を補う鍼を打つ。さらに、膀胱経上の経穴の傾向性を調べ、膀胱経の貯蔵する気運を励ますことができる、収斂する気運をもつ経穴に鍼を打つ。[17]

このように、アナロジーのネットワークが作動する原理を通して、多様な方法で気の流れを手助けすることができる。多様な鍼の打ち方が可能だ。例えば、ある経穴が強調する気運を通して、流れに影響を及ぼす鍼治療も可能だ。具体的には、感気《カムギ》〔風邪〕の治療が挙げられる。感気にかかれば最初は風、火、燥、寒の

	生	長	収	蔵
気候	風	火	燥	寒
経穴	経穴(生)	経穴(長)	経穴(収)	経穴(蔵)
経絡	経絡(生)	経絡(長)	経絡(収)	経絡(蔵)
腑	胆	小腸	大腸	膀胱
臓	肝	心	肺	腎

四時の枠組みで東アジア医学のアナロジズムを表現した図。

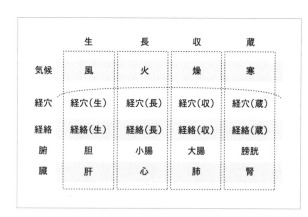

うち、寒気が突出する。

突出した寒気により気がうまく流れない。このような場合、身体の熱気を高めて寒気を和らげることが可能だ。熱気の傾向性をもつ経穴を強化して、突出した寒気を相殺するということだ。

七情と心の病の治

東アジア医学では、目の前の患者にあらわれている現象を読み解くことが重要だ。読み解くことを通して、その様相が東アジアのアナロジーのネットワークに捉えられれば、そのネットワークを揺らす治の道が開かれる〔つまり治療の方針が決まっていく〕。そのような解読を通して、心の問題も鍼の治を施すことができる。私たちの感情もまた、アナロジーの

17　実際の治療では、膀胱経を補強するための鍼だけではなく、膀胱経を制御する役割を担う経脈と経穴に対する鍼も並行して行われた（Kim 2016）。アナロジズムにもとづく鍼治療の論理について述べるこの章では、具体的な治療の実際は一部省略したことを明らかにしておく。

ネットワークの中に存在し、東アジアの存在論が前提とする原理を共有しているためだ。感情にも姿があり流れがあるため、その関係性を知れば心の問題をサポートする道が開かれる。鍼を通した心の治が注目されるようになったのは最近のことであり、現代社会の変化と関連がある。過去に大きく目立ちはしなかったが、韓国社会で心の病が目に見えて増加しているために、そのための鍼法《しんぽう》が新しく提案されている。[18]

東アジア医学において、心の様相は七種類に分類される。通常、七情《しちじょう》という。喜《き》、怒《ど》、憂《ゆう》、思《し》、悲《ひ》、驚《きょう》、恐《きょう》がそれだ。それぞれ喜び、怒り、心配し、思い悩み、悲しみ、驚き、恐れる心の姿をあらわしている。七つに分類されるが、これにもまた根幹の原理〔陰陽と四時〕があり、その原理によって姿と流れが発現する。七情も、心の姿としてあらわ

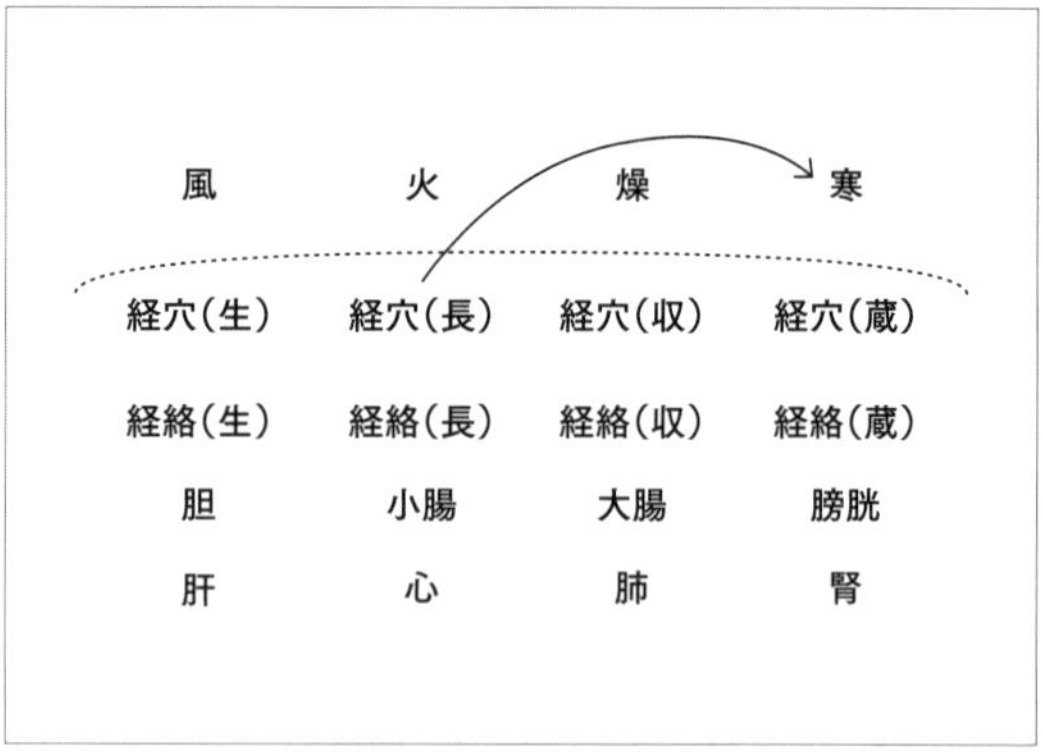

アナロジズムのネットワークを通して、熱気〔火〕の傾向性をもつ経穴を刺激し、寒気を和らげることができる。上の図は感気に対する鍼の治療を単純化して表現したものだ。

れる陰陽と四時の変化として読み解くことができる。その根幹の原理の上で、生長収蔵、風火燥寒といった原則的な傾向性を共有する。喜はぱっと開く姿で、怒は上昇する姿、憂は縮む姿、思はとどまっており、悲は縮みながら落ち込む姿だ。驚は揺れ動き、恐は下降する姿としてあらわれる。これは難しいことでも図式的なことでもない。怒っているときに顔が赤くなるのは、気血が上昇し赤くなるからだ。恐怖に怯えるときに顔が白くなるのは、気血が下降し蒼白《そうはく》になるためだ。このような心の姿を通して、感情の問題もまたアナロジーのネットワークの中に捉えられ、そこでの関係を通して東アジア医学の治も可能になる。

心の問題に対する鍼治療の事例として、ソウルのある韓医院に、表情筋の痙攣《けいれん》を訴えて訪ねてきた六〇代女性の場合を見てみよう。本人の意思と関係なく顔の筋肉が震えること

18 伝統医学として知られている東アジア医学は、過去から現在まで変化なく同じような医療行為を継続しているという印象がある。しかし、東アジア医学も社会と疾病の欲求によって変化する。東アジア医学の変化に関しては、キム・ジョンヨン（二〇一九）、キム・テウ（二〇一八a）、パク・インヒョ（二〇一八）、イ・キボク（二〇一八）、Hanson（2011）、Hsu（2001）、Kim（2016）、Lei（2014）、Scheid（2002）を参照。

が患者の主訴であった。診療が何度か進行するうちに、韓医師と患者のあいだに信頼関係が形成され、患者は心の中にある痛みを吐露しはじめた。賭博《とばく》の習慣があった夫は、家計を顧みず賭博に走り、その結果借金をするようになった。ここで受けた深刻なストレスが、自身の問題の根本にあると患者は吐露した。この患者が抱えるつらさの主な原因は、湧き上がる憤怒《ふんぬ》だ。しかし、その火は表出されず閉じ込められている。患者は夫の問題についてほかの人とは話すことができない性格だった。そのような状況が続いた結果、表情筋の痙攣としてあらわれたのだ。「怒りに身を震わせる」という表現は、憤怒の感情が身体の震えとつながっていることをよくあらわしている。

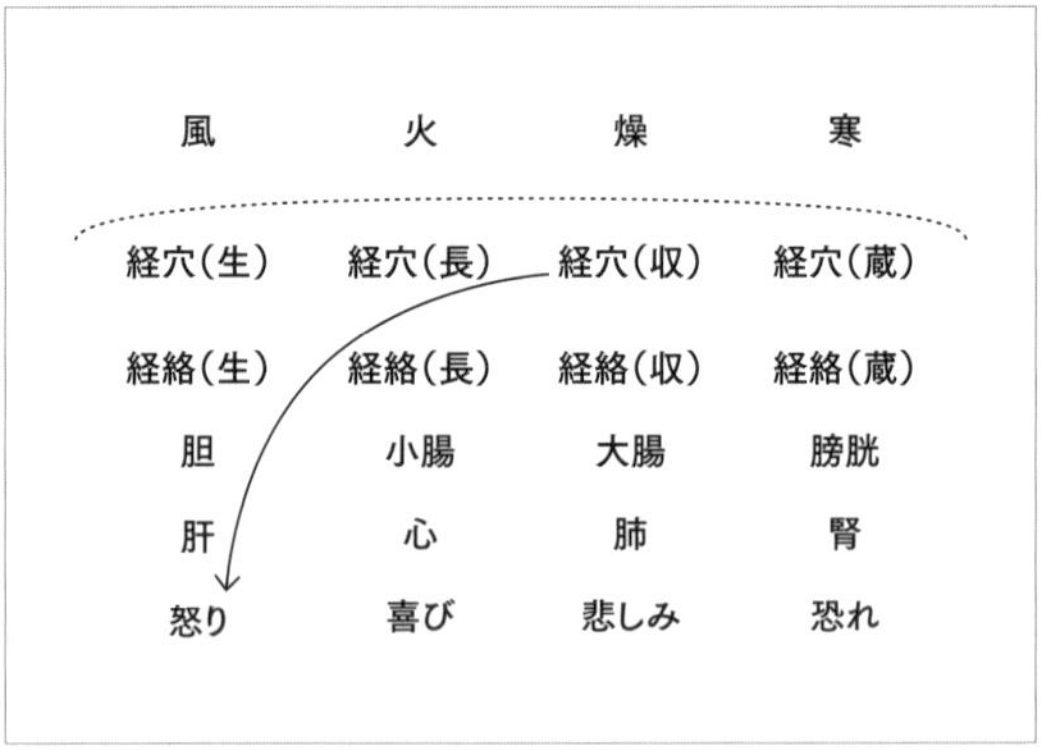

憤怒の様相がアナロジズムのネットワークに捉えられれば、治療はその気を相殺させる方向に進む。

この患者について生長収蔵を用いて表現すれば、心の内側で湧き上がる気が、生の気運の様相をあらわしている。ぐっと上昇する姿だ。このような現象を読み解けば、感情と関連した問題もアナロジーのネットワークで捉えられ、そこからアプローチすることができる。痛みの原因となる気運の様相を通して憤怒が生ずる生《せい》の姿を捉えられれば、治療はその気運を相殺する方向に進行する。鍼を通した治は、収斂する傾向性をもつ経穴を刺激し、憤怒の気運が満ちて震えまで起こしている状態を弱化させる方向に行われた。

憂鬱な感情を経験する患者にも、このアナロジーのネットワークを通して鍼を使用することができる。晩秋に気持ちが憂鬱になるのは、秋の収斂する気運が心の中の悲しみ、すなわち悲しむ気運を強化するためだ。季節の気運が心に影響を及ぼすように、経穴の生長収蔵の気運を通して心に影響を及ぼすことができる。憂鬱は、収縮する姿を見せるときが多い。ゆえに心も身体も沈む。この場合には、拡張する気運である長《ちょう》の経穴を通して憂鬱な心を変化させることができる。

東アジア医学のアナロジズムをもとにした鍼治療を表現するために、いくつかの図を提示した。これらの図を通して鍼治療を理解するためには、ナチュラリズムの観点を一旦わきに置いておいて眺める必要がある。これは東アジアのアナロジズムの身体－存在の理解をもとに行われた治の構図だ。[19] それぞれの存在論は、それぞれの治の枠組みを築いてきた。

ナチュラリズムは、身体の精神的な側面と物質的な側面とを分離する。物質的な側面の中でも、さらなる細分化をしていく。この具体的な分離の上で、現在の西洋医学は作動する。なぜならそこには、分離して眺めるメリットがあるからだ。

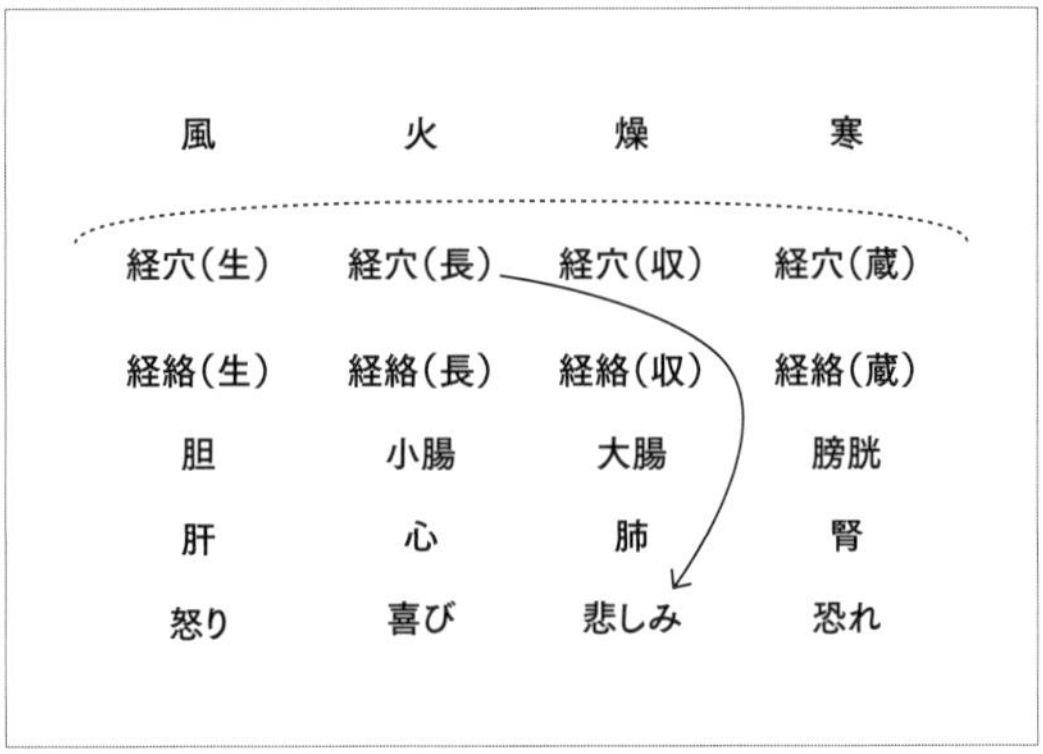

憂鬱の様相に対する鍼治療の一例を表現した図[20]。

20　この図は、東アジアのアナロジズムをもとにした心の病の治を単純化して表現したものであり、実際の鍼治療はこの図ほど単純ではない。憂鬱な心を和らげる影響を及ぼすことができる経穴のうちどれを選択するのか、別の気運をもつ経穴とどのように組み合わせるかなど、さまざまな状況を考慮しなければならない。そして、患者の今の状態に合うような治の方向性をつかまなければならない、といった問題もある。加えて、多様な流派が存在するため、各流派のやり方に従って多様な治の方法が可能となる。

19　西洋医学がもとにする身体－存在の理解の上に、鍼治療を説明することもできる。実際、鍼と関連する多くの研究がこのような方向性で進められている。それらの研究の論理は、本書の議論とは異なる。存在論的前提が異なるためだ。

東アジア医学は別の枠組みで眺めようとする。アナロジーのネットワークを介するからこそ、物質と精神、身体と心を分離しない。このように、つなげて眺める東アジア医学のメリットもまた存在する。身体—存在を異なった観点から眺めるため、東西の医療が作動する仕組みは異なり、治療の効果も問題によって差異を見せる。東アジア医学の治は、重層的な関係性を強調しながら、そのネットワークを通して流れに影響を及ぼす方法で、身体の順調な状態を維持し、回復しようとする。

東アジア医学では、鍼のみならず薬を通して身体を助けることができる。原理自体は似ている。しかし薬を通した治には、身体の外にある存在がより多く関わってくる。黄耆《おうぎ》、桂枝《けいし》、茯苓《ぶくりょう》、桔梗《ききょう》、ドクダミ、芍薬《しゃくやく》、石膏《せっこう》等々がある。たとえ鍼という人間でない存在が身体の治に参加しようと、薬に比べて鍼は、身体そのものの潜在力により重きをおく。鍼に比べて薬は、身体の外にある存在と接したときに生じる反応を、積極的に治に取り入れる。その関係を通して身体の流れを助けようとするのが、薬を通した治ということができる。

5章　薬、身体の外にある存在と共に治を行う

약, 몸 밖 존재들이 함께 하다

01 二人の患者、二つの処方

二人の不眠患者

二月のある日、二人の患者が釜山のある韓医院を訪ねてきた。約一時間差の来院で、五〇代女性と二〇代女性であった。互いに知らない間柄であったが、韓医院に来た理由は二人とも不眠だった。診療相談中、私が興味を引かれたのは、二人の患者が韓医師と交わす対話の内容が全く異なったという点だ。話の内容もそうだが、話の進め方も異なっていた。

専業主婦である五〇代女性は、患者用の椅子に座った途端、本人の事情を休むことなく話していった。眠れなくなりはじめたのは、去年の一〇月からだった。下落した株が、彼女にとっての問題だった。初めは株が上がり結構な利益を得たようだ。しかし、八月から下落しはじめた株価に、回復の気配はなかった。不眠の決定的な背景に、彼女の夫が妻の株式投資を知らずにいるという事実があった。夫の反対は火を見るより明らかであるため、隠れて株を買っていた。株が下落したというニュースに接するたびに「肝を冷やす」と患者は言った。彼女は韓医師に自らの心情が伝わるよう、「冷やす」の部分を強調した。

相談の場面で私を少々驚かせたのは、患者の冗長な言葉を遮らずにじっと聞いている韓医師の態度だった。韓医院に患者が少なかったわけではない。待合室の椅子がほとんど常に埋まっている、人気の韓医院だ。しかし、患者の吐露と韓医師の傾聴は続けられた。「食べずに使わずに集めたお金を……。気が狂いそうです」。自責をするあいまに夫に言及することも患者は忘れなかった。「うちの夫は仕事しか知りません」という言葉には、夫に対する申し訳なさが込められていた。よって「冷えた肝」がより深刻になるようであった。

韓医師が尋ねる前に、患者は自身の治療経験と症状についても羅列していた。今年二月まで薬局と病院を転々としていたそうだ。初診の相談時間は三〇分を超えていた。

次に小柄な二〇代女性は、母親と共に来院した。前述の五〇代女性とは異なり、韓医師の質問に対して必要最低限の回答だけをしていた。

韓医師　どのようなお仕事をされていますか？

患　者　……。

母親　うちのコンビニの仕事を手伝ってくれています。

母親は娘の沈黙がもどかしいようで、代わりに答えるときもあった。あるいは患者が小さい声で、「はい」、「いいえ」とだけ言うときもあった。患者は二四時間営業のコンビニを、母親と弟と一緒に運営していた。「生活が不規則なためか全く眠れません」。母親による原因の分析も付け加えられたが、基本的に相談は、断続的な沈黙の中で進行した。

コンビニの仕事が大変つらい、と患者は言った。コンビニに出勤するときは「戦場へ赴く気分」だと、患者に代わって母親が表現した。コンビニは「荒れた地域」にあり、患者は仕事をするとき「常に緊張状態」だと言った。母親も、大変なのでコンビニ経営を辞めたいが、本店との契約条件のために今辞めれば損害がとても大きいと言う。夜にはコンビニで働き、夜明けには不眠に苦しみながら、もともと細身だったその患者は、さらに痩せた。体重は何キロかという韓医師の質問には、「四〇ほど……」という回答が返ってきた。夜間勤務を終えて布団に入ると、疲れているのに眠気が来ないという。

最初の相談とは異なり、二番目の相談は比較的早く終了した。

なぜ人ごとに処方が異なるのか

韓医院の診療時間が終わったあと、韓医師に質問するための時間を割いてもらい、二人の不眠の事例についてより詳しく知ることができた。一人目の患者の場合、株式投資の失敗に気を取られるあまり、身体の順調な流れが妨害されていた。気が集まり停滞し、うまく流れていない、ということだ。ここでの気の停滞は、考えが集中する頭のほうで起きている現象だ。姿をもった気の流れという観点からは、生長収蔵がその時々に合わせて変化しなければならない。ぐっすり寝るためには、昼の活動的な気運を夜には収斂させ、貯蔵する気の流れが順調でなければならない。しかしこの一人目の患者の場合、株式投資の失敗に気を取られていたために、上部〔頭〕の気が収斂せずにいた。身体の気が一日中芽吹き〔生の気運〕、花開いている〔長の気運〕活動的な状態であるために、眠気が来ないのだ。

二人目の患者の場合は状況が異なる。この患者は気力がかなり不足した状態だった。生長収蔵をその時々に合った状態にするためには、身体そのものの生命力が必要だ。休憩するために気を収め、貯蔵すること自体にも力を要する。この患者は、そうすることのできる気が足りないほどに弱っていて、それが不眠につながっていた。虚弱した老人がうまく眠れないのがこのような場合なのだと、韓医師は付け加えた。一人目の患者は眠れないが力はある状態だったので、二人目とは違った。

相談時間に差異が出る根本的な理由もあった。韓医師は一人目の患者の場合には吐露、すなわち溜まっているもの［露］の発散［吐］が必要だとみなした。順番を待っているほかの患者たちもいたが、特に医師の前で溜まったものを発散し、訴えることができる機会がこの患者にとっての治癒へとつながっているため時間を割いたのだ、と韓医師は言った。二人目の患者の場合は、これとは異なる状況だった。患者は口数の少ない人ではあったが、体力の消耗を減らし、力を補う必要があった。相談時間が長くなる理由がなかったのだ。

また、相談にかかる時間の差異は、診断とも関連があった。一人目の患者が自身の家庭の問題、株価の騰落《とうらく》、通ってきた病院、韓医院に対する話を比較的長い時間話している様子をゆっくり見守りながら、韓医師は患者の話だけでなく身体の状態に接していた。診療後の韓医師に時間をもらってインタビューをしていた際、「お母さんはとても健康な方ですよ」という、相談の終わり頃に韓医師が一人目の患者にかけた一言が思い出された。その患者は、感情をあらわにしながら、自身の心情をそれなりの長尺で述べるだけの力がある人だった。韓医師の説明を聞いていると、力がみなぎった患者の声が改めて思い出された。長期間にわたる不眠症とは結び付かないような声だった。二人目の患者の小さい声と対比されることで、韓医師が伝える二人の差異がはっきりとわかった。

また印象的だった点は、全く違う薬が二人に処方されたことだ。処方を成す薬剤の構成にはっきりとした違いがあった。不眠の理由と原因が違うため、処方が違うのは当然のことだったのかもしれない。一人目の患者には、溜まったものを発散させ、上部の気を降ろしてくれる（半夏《はんげ》、香附子《こうぶし》、陳皮《ちんぴ》のような）薬剤が使用されるそうだ。反面、二人目の患者には穏やかに[1]気を補ってくれる（沙参《しゃじん》、麦門冬《ばくもんどう》、当帰《とうき》のような）薬剤を中心とする処方が出された。

1 「穏やかに」という言葉については、東アジア医学で薬を扱う方法と関連し、もう少し具体的な説明が必要だ。この章の後半部で本草（薬剤）について調べながら、ここで「穏やかに」という言葉を使用した理由を明らかにしようと思う。

02 製薬と処方

薬をどうつくるのか

病院でも、薬を変えて処方する場合がある。例えば、患者の診断上の数値が変わればそれに合わせて薬が変わる。数値が上がれば薬の用量を変えたり、より確実に数値を下げることができる別の既存の薬に変えて処方したりする。こうした処方の変更がわかりやすくあらわれる場面は、患者が副作用を経験するときだ。診療室では、医師がまず薬の話を切り出すのが通常だが、患者が特定の薬を服用しながら、やり過ごせないほどの身体の異変〔副作用〕を経験するときには、状況が異なる。患者が薬を変えてくれと直接的に要求することもある。このように、西洋医学でも医師と患者の相互作用を通して薬が変わることがあるが、韓医学の場合とは距離がある。病院ではすでにつくられた薬を使用する。製薬会社で生産された薬品リストから薬を選択しなければならないため、処方を変えられる範囲もあらかじめ決まっている。

西洋医学で薬を選択する方法と東アジア医学で薬を選択する方法には、はっきりとした差異がある。これは薬品を大量生産する西洋医学の製薬（pharmaceuticals）と、診断後に個別に薬を準備する東アジア医学の処方の差異だ。[2] 東アジアでは、患者の状況に合わせて薬剤の調合が異なる処方が主となる。東アジア医学の処方のうち名称がある、すなわち名方《めいほう》〔有名な処方〕の一つである補中益気湯《ほちゅうえっきとう》を例に挙げてみよう。これは黄耆《おうぎ》・高麗人参《こうらいにんじん》・白朮《びゃくじゅつ》・甘草《かんぞう》・当帰・陳皮・升麻《しょうま》・柴胡《さいこ》〔日本ではこれに大棗《たいそう》・生姜《しょうきょう》が追加される〕を調合した処方だ。もちろんこの調合は適当につくられたものではない。処方を構成する原則は東アジア医学の重要な主題であり、各々の薬剤は治療の目的によって比率が決まり、分配される。補中益気湯の場合には、黄耆が中心的薬剤で、高麗人参・白朮・甘草がその働きを強める薬剤とされている。続いて、中心的薬剤を異なる働きで補助する薬剤である当帰・陳皮と、

2　病院でも処方という言葉を使用するが、本節から基本的に西洋医学の薬は「製薬」、東アジア医学の薬は「処方」と区分して使うことにする。製薬会社が生産する薬と個別の韓医師が構成する薬剤の調合の差異を通して、西洋医学と東アジア医学の医療実践に内在する知の枠組みを明らかにしようと思う。

全体の調和のための薬剤である升麻・柴胡がある。[3] 西洋医学が薬を理解する枠組みは、西洋医学が身体を理解する枠組みとつながっており、これは大量生産する製薬にとって都合のいい論理だといえる。化学式で表示可能な薬品の「固定性」は、標準化を通した大量生産にとって欠くことのできない土台となる。他方、状況に応じて薬剤を調合し、処方を出す東アジア医学は、流動性と変化の可能性を強調している。[4]

　このように、西洋医学の製薬の仕組みと、東アジア医学の処方の仕組みの差異は決して小さくない。これを通して読み解くことができる東アジア医学と西洋医学の差異、そして根底にある認識論と存在論の差異もまた決して小さくない。まず順序が違う。製薬で大量生産をするということは、事前に薬をつくっておくということだ。そのあとに、すでに存

3　東アジア医学では、君《くん》・臣《しん》・佐《さ》・使《し》という職位の名称で薬剤の比率と役割を体系化している。補中益気湯では黄耆が君薬、高麗人参・白朮・甘草が臣薬、当帰・陳皮が佐薬、升麻・柴胡が使薬だといえる。

4　処方が大量生産される場合もあるが、その場合は東アジアの元来の方法とは距離がある。製薬の大量生産と処方の大量生産は同一のものでもない。製薬生産の工場が巨大な実験室ならば、処方の生産工場は巨大な薬湯機《ヤクタンギ》だ。

在する薬で患者を治療するということだ。しかし東アジア医学では、薬を前もって決めておくことをしない。したがって薬剤は、韓医院の調剤室に個別に保管されている。処方の形態で、例えば黄耆・高麗人参・白朮・甘草・当帰・陳皮・升麻・柴胡を調合した補中益気湯の状態で保管されているのではない。患者が診療室に入ってきたあとに、患者との相互作用を通して処方を決めていく。前述のように、共に不眠を訴えている患者が全く違う薬を処方されることがある。診療の過程で明らかになる、不眠を引き起こす状況と生理的な原因が異なるためだ。

薬を先につくっておき患者に対応することと、患者に応じて薬をつくることとの差異は大きい。これは基準が異なることを意味するためだ。大量生産した薬がまず存在すれば、薬のほうが基準になる。その基準に人を合わせることになる。反面、処方では人が基準となる。その基準に薬のほうを合わせるのだ（キム・テウ 二〇一四a）。したがって東アジア医学においては、「不眠に〇〇湯」というようにあらかじめ薬が決まっていることは、処方の論理に反する。

または西洋医学の製薬と東アジア医学の処方は、関係する者たちの数と、その関係の程度も異なる。処方の場合、主な行為者は韓医師と患者だ。しかし製薬では、医師と患者のほかにいる、隠れた行為者たちの存在感が強い。代表的な行為者に、製薬会社がある。製薬会社もまた、単一の行為者ではない。研究開発者、マーケティング担当者、臨床試験の担当者、製薬会社に株式投資する投資家などが、〔製薬の〕ネットワークを成す行為者群だ。これら行為者群が集まり、医師と患者のあいだに強力な第三者として介入する。[5] ここに糖尿病の薬の投薬を指示する血糖値の測定器のように、特定の薬の必要性を明示する診断機器までつながってくれれば、医師と患者のあいだに存在する行為者群のリストは一気に増える。診断機器の研究開発者、診断機器のマーケティング担当者、その会社の投資家もつながってくるためだ。したがって東アジア医学と西洋医学の差異は、医師と患者のあいだに存在する行為者たちの行列と、彼らの存在感の強さとも表現することができる。東アジア医学にも、医師と患者のあいだに薬剤を栽培し採集する生産者、薬剤を流通させる薬業者

5　製薬に関する人類学的研究が、最近多くの関心を集め、進行している。医師と患者のあいだで増えていく行為者たちとその行列が、医療行為とそれにつながる政治・倫理に及ぼす力に関するものが、これら研究の主題を構成する（Dumit 2012; Lakoff 2006; Patryna 2009; Sunder Rajan 2006, 2017）。製薬会社の行為者群のネットワークによって一つの薬がつくられ、社会的に認定され、流通する過程に対する歴史的研究に関しては、グリーン（二〇一九）を参照。

がいるが、その行為者たちのリストは西洋医学の場合と比べて少なく、その影響力も製薬会社ほど強力ではない。

加減の処方

桂枝湯《けいしとう》、補中益気湯、五加皮壮脊湯《ごかひそうせきとう》[6]など、歴代の代表的な処方が東アジア医学史にずらっと並んでいるが、このような処方は特定の状況に対応する例として示されている。現在の治療のために医書に適切な処方を見つけたとしても、患者の状況にぴったり合う処方のためには加減《かげん》という医療実践が求められる。加減は、既存の処方から薬剤を加えたり引いたりして処方を調整する東アジア医学の方法論だ。これは処方の「非固定性〔流動性〕」をうまく表現している。

朝鮮時代の医療の記録の宝庫である『承政院日記《しょうせいいんにっき》』[7]を調べると、医書の既存の処方を

6　桂枝湯は二〜三世紀の中国漢代の張仲景《ちょうちゅうけい》の処方、補中益気湯は一二〜一三世紀の金・元代の李《り》東垣《とうえん》の処方、五加皮壮脊湯は一九世紀の朝鮮時代末期の李済馬の処方だ。

そのまま使用する場合はむしろ稀であった。加減をして処方する場合がほとんどだ。例えば仁祖《じんそ》二四年（一六四六年）九月二五日の記録を見ると、補中益気湯の本方〔元々の処方〕に「しょうが汁で炒めた黄連《おうれん》を七分〔長さの単位〕、百芷《びゃくし》、川芎《せんきゅう》、枳実《きじつ》、山査子《さんざし》、皮ごと炒めた山梔子《さんしし》を各五分、熱湯で炒めた黄柏《おうばく》を二分」加えた処方が出てくる。このように、変化した補中益気湯は結局、黄耆・高麗人参・白朮・甘草・当帰・陳皮・升麻・柴胡という既存の調合に、黄連・百芷、川芎、枳実、山査子、山梔子、黄柏を加えた処方として構成される。それは確定した境界線をもつ固定物ではない。場合によって多様に変化する。これは何より、患者の症状が多様にあらわれ、その状態も変化するためだ。それら状況に合わせるために、加減を通した変方《へんぽう》、すなわち処方に変化を与えることが、処方の実践における重要な部分となる。

そしてその変化は、加減のみならず、処方を直接構成する。[8] 朝鮮時代末期を代表する医

7　『承政院日記』には朝鮮時代の王の一挙一動が記録されている。その中には王とその家族に対する治の記録もあり、過去の東アジア医学に関する貴重な資料となっている。

8　処方とも作方《さくほう》ともいう。患者の状態に適した処方を提供するため、処方を新しく考案することを意味する。

学者のうちの一人である李圭晙《りけいしゅん》は、「病我自明方我出《びょうがじめいほうがしゅつ》」と言いながら、作方の必要性を主張した。[9] これは、(今診断する患者の) 病は (今診断する) 私にとって明確であり、処方も (当然) 私から出なければならない、という意味だ。過去のどの名医よりも、直接患者を診る「私」(医師) が患者の今の状態を最もよく知ることができるため、処方も「私」が構成しなければならない、ということを強調している。これと同じく、加減と作方を合わせた処方によって東アジア医学が強調するのは、それぞれの状況に合った最適な薬剤の構成だ。

このような事例として2章のメニエル病患者の場合を見てみよう。一見メニエル病とは縁遠く見える壮健な三〇代の男性は、昼間に活発に活動し、夜に落ち着いて休むことができない生活、すなわち順調な流れが乱れた生活を送っていた。韓医師は作方を通して、次のような薬剤で処方を直接構成した。

何首烏《かしゅう》・枸杞子《くこし》、茯苓《ぶくりょう》・肉桂《にっけい》、高麗人参・白朮・陳皮・附子《ぶし》・牛膝《ごしつ》、姜黄《きょうおう》・甘草。処

9　儒学者でありながら医学者でもあった石谷《せきこく》〔号のこと〕・李圭晙は、『内経《だいけい》―素問《そもん》』に対する注釈書『素問大要《たいよう》』と、『東医宝鑑』を土台にした処方書『医鑑重磨《いかんじゅうま》』を叙述した。「病我自明方我出」は、李圭晙が『医鑑重磨』の終わりの部分に添えた文章に出てくる表現だ。七言絶句の形式で、東アジア医学を行うための要《かなめ》が述べられている。

方に存在する体系をあらわすために、四つに分類して以下に羅列してみよう。何首烏・枸杞子が中心的な役割を担う薬剤を、茯苓・肉桂が次に重要な役割を担う薬剤を構成する。高麗人参・白朮・陳皮・附子・牛膝が補助的役割を、姜黄・甘草が全体を調和させる役割を担う薬剤だ。

韓医師は患者に診断内容と処方を説明しながら、「根が揺らげば、少しの揺れでも上部は強く揺れる」と表現した。東アジア医学では、根の存在としてしばしば腎が挙げられる。ここでの腎は解剖学的な腎臓ではない。四時の生長収蔵のうち、蔵に該当する気の姿をもつ。五臓（肝・心・脾・肺・腎）の中では腎がそのような気の姿をもつ臓腑であるため、根の存在をしばしば腎として表現する。この処方は、根の役割を担う腎の気運を盛り上げる、すなわち根〔身体の下部〕と頭〔身体の上部〕のあいだの流れをスムーズにしてくれる薬剤を中心に構成される。根が弱った理由は気血が順調に通らなかったためでもあり、それによって根が揺らいだためでもある。補助し、全体の調和を担う薬剤は、そのような処方の方向性を確実に補強する（キム・テウ 二〇二〇）。

これら薬剤の構成は、既存の医学書籍で探すことができる処方ではない。メニエル病を患っている、すなわち病院で「メニエル病」と命名された病を患っている三〇代男性のための処方だ。それもまさに、今目の前にいる患者のための処方。時間が過ぎ、患者の状態が変化すれば、処方もそれに合わせて変化しなければならないだろう。

流動する世界、一つではない自然

加減と作方の方法論には、理解しがたい部分があるかもしれない。明白であるはずの治療法が、確定せず行ったり来たり変化することなどありえるのだろうか？　状況によって治療法が異なってよいのだろうか？　このような疑問が生じるかもしれない。特に西洋医学が基盤にしている指示の観点〔1章参照〕からすれば、このような疑問は当然だろう。

すでに議論した通り、指示は固定された対象を前提としている。だからこそ確実に指でさして見せることができる。西洋医学の診断は疾病独立体を確認しようとする。確認しなければならない疾病独立体は、すでに固定された形態として決められている。グルコース、コレステロール、アミロイドベータ、癌細胞、椎間板、インフルエンザウイルス、炎症、DNA、セロトニン……。これらの名称は、指示と確認を待ちながら、患者の身体の中に受動的に存在する対象への名づけだ。

診断の疾病独立体と製薬の成分は、不可分の関係にある。身体の中と外という位置の違いはあるが、固定された指示の対象、という点では相違ない。疾病独立体と製薬の成分は、指示する者と指示される対象という構図の中でこそ存在する。デスコラの分類を用いれば、これはナチュラリズムの構図だ。指示の対象として成り立つ世界が、ナチュラリズムが前提とする物質であり自然なのだ。ナチュラリズムにおいて指示されるものたちの範囲は、人間の身体を含む（Descola 2013）。指示する精神／意識（主体）と、その残りである対象の世界に分かれるナチュラリズムの構図において、人間の身体は対象に属している。対象を探し確認し指示する精神の能動性に比べたら、身体は受動的な存在だ。デカルトによる心身二元論の時代から、身体は精神から分離され、今なおその位置に留まっている。その位置とは、対象、物質、自然が属する領域のことだ。固定された指示対象を通して作動する近現代の西洋医学によって、身体はその領域のれっきとした居住者になっている。固定性を通して指示される身体は確実な対象となり、これを通して指示する者もまた確実な主体になる。このような観点から加減と作方を眺めれば、理解しがたく映るかもしれない。

しかし身体と自然を理解する枠組みには、ナチュラリズムだけがあるわけではない。世界の存在、すなわち世界の対象が固定されていなければ、その対象が構成する世界は異なる世界となるだろう。その存在が生きている世界は揺らいでいるだろう。この流動する世界が何なのか、どのようにその世界を知り（医学的には診断し）、問題に対処する（治療する）のか、という問いに答えるためには、全く異なる議論が必要となるだろう。東アジア医学の処方は、この流動する「流れの世界」に存在するものだ。ナチュラリズムと異なる存在の理解の上でなされる医療行為だ。ナチュラリズムに基盤を置く西洋医学が、指示の対象として構成された固定性をもつ自然を示すならば、東アジア医学が強調する流れの世界は異なる自然を示す。単に一つの自然（nature）が存在するという神話から抜け出せば、東アジアの処方が、異なる「自然」の上で展開される医療行為に対する議論であることを受け入れられるようになる。[10]

3章のはじめに言及したように、東アジアの自然には人間も含まれる。人為／自然の分節がなければ、自然に人間が含まれるのは不思議ではないだろう。人間の存在も（ここでは精神／身体の分節もない）、人間でない存在も、物質も、包括的な自然の中で共に流動しながら、互いにつながっている。

流れを強調する東アジア医学では、その流れをきちんと読む必要がある。流れの様相は多様なあらわれ方をするため、処方も多様になるほかない。加減あるいは作方をするほかない。人はそれぞれ体質が異なり、疾病を患っている状況も異なる。頭痛は、ストレス性の場合も、食積〔いわゆる消化不良〕に起因する場合も、または気力の使い過ぎで生じる場合もある。「七情」の概念が意味するように、ストレスのあらわれ方もさまざまだ。それに合う頭痛薬を患者の体質まで考慮して処方するためには、多様性と柔軟性が必須となる。同じ不眠を経験しているが、座った途端に力のある声で自らの事情をまくし立てる五〇代

10　最近の人類学の「存在論的転回」の議論は、多自然主義（multinaturalism）という概念を通して、ナチュラリズムが眺める一つの自然という概念を超えて別の声を聴こうと試みている。多様な地域、多様な人々の思考と行為を研究する人類学において、多自然主義のような概念が登場することは当然であろう。全ての思考が、西欧のナチュラリズムのような自然の概念をもっているわけではなかったはずだ。少なくとも、みな同様に、強力な認識の主体と受動的な指示の対象で構成される世界を想定しているわけではなかっただろう。今さらと思わないでもないが、最近の人類学で「多自然主義」は自然な概念だ。多自然主義は、ブラジルの人類学者エドゥアルド・ヴィヴェイロス・デ・カストロによって主張された（ヴィヴェイロス・デ・カストロ 二〇一八）。彼は南アメリカ、特にアマゾン地域を研究し、ナチュラリズムと差別化される自然の概念、一つではない自然の概念を例示している。処方、加減、作方のような医療行為に内在している身体と自然に対する理解は、多自然主義の議論を深めることができる東アジアからの例示だ。

女性と、質問に最小限の回答しかしない二〇代女性の身体の状態は異なる。下落する株価と、コンビニでの労働という社会的背景もまた異なる。このような重層的な条件のもとで患者の状況を読み、それに合うよう処方をくださなければならない。その状況も、時が経てば変化する。

西洋医学では、ナチュラリズムにもとづく身体に対する理解と診断が一つに通じている。薬を大量に生産する西洋医学の製薬も、これと徹底してつながっている。他方、流れを強調し、それぞれの患者の状況を充分に受け取りながらその状況に合った処方をする東アジア医学の方法論は、東アジアが身体と自然を理解する枠組みとつながっている。東アジアの身体、診断、処方は一つに通じている。西洋医学では、疾病を定義し治療を規定する者、すなわち指示する者が強力であるため、また指示対象もすでに決まっているため、薬をあらかじめつくっておくことが可能だ。反面、包括的な自然の中で流動する存在を積極的に受け入れようとする東アジア医学にとって、処方をあらかじめつくっておくことは容易ではない。東アジアの身体と自然に対する理解が、ナチュラリズムと併置したときにいかなる差異を生じさせるのかは、薬剤に使われる「本草《ほんぞう》」の立場を調べることでより明確になる。

03　成分と薬性

薬に対する知識

治療のため、外の世界に助けを求めるとき、人間は人間でない存在と出会ってきた。人間が人間でない存在を通して医療的な助けを得る方法は、さまざまである。各文化の医療に着目することは、その文化が人間でない存在に対し一貫してもっている観点、そして人間と人間でない存在のあいだの関係を垣間見ることを可能にする。特に、薬を通した治療は各々の文化において、存在をどう理解するのかについて考察できる、有力な窓を提供してくれる。

例えば、人間は治療のために高麗人参、ノニ〔熱帯性植物で和名はヤエヤマアオキ〕、そしてスタチン（コレステロールの薬）の助けを得てきた。高麗人参、ノニ、スタチンには、それぞれ、東アジア、ハワイ、西欧で人間が人間でない存在と結んできた関係の歴史が内在している。薬を通して医療的な助けを得るためには、薬として使われる存在についてよく知らなければならない。実験と分析の対象であるスタチンのみならず、高麗人参とノニにも、人間でない存在に対する観点が内在している。したがって薬に対する医学の知識は、その医療が属している文化において、存在をどのように理解するかに関する知識でもある（キム・テウ 二〇二〇）。

それならば、東アジアでは、薬に対する知識をどのように積み重ねてきたのだろうか？東アジア医学では、本草という主題のもとで、この人間でない存在に対する知識〔知〕を体系化してきた。本草は効果が著しく、薬として使用できる存在の集まりだ。その名称にあらわれているように、植物が大部分を占める。本草の知の体系がつくられてきた過程を調べてみれば、東アジアにおいて、身体の外にある他者を理解する際の枠組みを垣間見ることができる。

薬剤の成分の分析は、もともと東アジアの方法論ではない。化学記号と実験室によって知識を構築する体系が輸入された、近代以降のものだ。もともと成分という言葉もなかった。成分について知らなかったというよりは、（これからより明らかになるが）成分を通した理解は東アジアの存在の理解とは距離があったというべきだろう。成分を分析して知ることが、薬剤となる植物について知る唯一の方法ではなく、東アジアでは東アジアの存在論にもとづく別の理解を追求してきたのだ。

本草と薬性

東アジアの本草に対する議論では、薬性《やくせい》という知の体系がある。薬性は言葉の通り、薬の性味《せいみ》[11]に関する知だ。例えば、高麗人参の薬性は『萬病回春《まんびょうかいしゅん》』という医書で次のように表現される。[12]

人参味甘《にんじんみかん》（人参は甘い）
大補元気《たいほげんき》（大きく元気を補う）
止渇生津《しかつせいしん》（渇症《かっしょう》を止め津液《しんえき》を生じさせる）
調栄養衛《ちょうえいようえい》（栄気を調整し衛気《えき》を助ける）

本草の分類で、高麗人参は補薬《ほやく》に属する。「補薬」は韓薬《かんやく》〔韓医学の薬のこと〕の代名詞のように知られているが、実際、補薬は薬の種類の一つだ。薬は薬性の方向性によって、補薬、通薬《つうやく》、瀉薬《しゃやく》、収薬《しゅうやく》などに区分することができる。それぞれ補い、詰まりを通し、散らし、収斂する性味をもっているということだ。補薬はこれら性味のうち、補助、補充する性味が著しい本草の集まりを意味する。補薬も多様に存在し、その薬によってそれぞれの方向性が存在する。高麗人参、沙参《しゃじん》、黄耆《おうぎ》、山薬《さんやく》、何首烏《かしゅう》、甘草《かんぞう》、当帰《とうき》、竜眼肉《りゅうがんにく》、麦門冬《ばくもんどう》、地黄《じおう》、鹿茸《ろくじょう》などの補薬は全て「補う」ものだが、それぞれ方向性が異なる。病の原因と状態がみな異なることから、患者によって異なる補い方が必要になるためだ。高麗人参から気を大きく補わなければならない場合も、当帰で血を補わなければならない場合も、黄耆で気を集めながら補わなければならない場合もある。多様な方向性を知り、それぞれの状況に合った薬を使えるようになっているのが本草の体系だ。補う強度も本草によって差異がある。高麗人参、鹿茸のように、口にすればすぐわかるほどに補う力が明らかな補

11　訳注：五つの性質と味のこと。気味《きみ》ともいう。性質は、寒《かん》・涼《りょう》・平《へい》・温《おん》・熱《ねつ》、味は酸《さん》・苦《く》・甘《かん》・辛《しん》・鹹《かん》。鹹味とは塩辛味のこと。

12　全十六文字を通して、それぞれ薬の性質、効能を表現しており、覚えやすいよう歌をつけられるように四文字四句の形式になっている。このような一定の形式に合わせた短い文章を薬性歌《やくせいか》という。

薬もあり、補っているのかいないのかが曖昧な、甘草のような補薬もある。

患者の状況がみな違うために、補う薬も多様に必要だ。この章のはじめに紹介した二番目の不眠患者に、「穏やかに」手助けする補薬を使用したのはこのためだ。補うことが必要な状況ではあるが、この患者は不眠に陥っている。気が弱り、眠りにつけない敏感さもある。ここで強力な補薬を使用すれば、落ち着いて眠ることの妨げになるかもしれない。このような状況では「穏やかに」補う薬が必要だ。薬の方向性と強度はさまざまだ。詰まりを通し、散らし、収斂する薬も、本草ごとにその方向性と強度は異なる。その差異を理解し、精密に薬を使うのが東アジア医学の薬の使い方だ。

本草は植物のような他者〔人間でない存在〕に対する知ではあるが、薬剤に対する知識だけで構成されたものではない。本草にはそれを通して助けを得る、人間に対する知も包含されている。したがって、薬を通した治は、人間と他者との関係に対する知と医療の実践だということができる。それぞれの薬剤をその人の状況によって異なって使用することは、その植物と人間との関係について知っているということだ。例えば、高麗人参と、〔休む〕力が不足している不眠患者の関係を調べ、薬を使うということだ。また、東アジアで薬を使う方法は時間の経過によっても変わる。前述の二番目の不眠患者がある程度気力を回復し、敏感さがやわらげば、次の処方では高麗人参のように強度のある補薬を積極的に検討できる。このように本草に対する理解のためには、本草と人間とのあいだの関係に注目する必要がある。

高麗人参を知るということ

本草に対するこのような理解〔薬性に対する理解〕の方法は、それに含まれる成分を分析する方法と差異がある。成分に対する議論を調べてみれば、その差異はより明らかになる。例えば、高麗人参の成分は次のように表現される（全国韓医科大学共通教材編纂委員会 二〇一六：574）。

高麗人参　ジンセノサイド（ginsenoside）が約五・二二％含有されている。高麗人参のジンセノサイドは一三種類以上のサポニン（saponin）の混合物であり、その中でジンセノサイドはRb1、RcおよびRg1の含有量が比較的高い。サポニンが含有するゲニン（genin）はプロトパナキサジオール（protopanaxadiol）、プロトパナキサトリオール（protopanaxatriol）、オレアノール酸（oleanol acid）の三種がある。また精油が約〇・〇五％含有されているが、ここには独特な香りのもとになるベータ・エレメン（β-elemen）と、樹脂に変わりやすいパナキシノール（panaxynol）が含有されている。

成分と薬性、この二つの知の体系は、他者という存在の理解においても差異を見せる。サポニンは高麗人参を代表する成分だ。「サポニン二〇〇mg 六年根の紅参だけでつくった〇〇〇」といったことを謳う広告から見て取れるように、高麗人参（紅参）はしばしばサポニンに還元される。サポニンは高麗人参の中にある物質だ。しかし薬性について調べれば、東アジアの伝統では、本草の中の物質には関心がなかったことがわかる。薬性で重要なのは「関係」だ。人間という存在が高麗人参に接したとき、「味甘」があらわれる。「大きく元気を補い」「渇症を止めるもの」があらわれる。このように、人間と植物が結ぶ関係の上にあらわれる状況を表現したものが、薬性だ。その関係性を具体化し、体系化したものが東アジア医学の本草論であり、さらには処方の論理といえる。

薬性の存在論において、本草は人間と相互作用するパートナーだ。薬性の観点は、対象の一部を抽出して分析する成分の観点とは差異がある。高麗人参は高麗人参であり、ウコンはウコンだ。高麗人参がサポニンとして、ウコンがクルクミン（カレーの原料であるウコンの主成分）として還元されることはない。したがって、東アジア医学の本草論では、本草の存在感がよりはっきりとしている。ここが人間と本草の関係と、人間と成分の関係との差異が出る分岐点である（キム・テウ 二〇一八b）。

高麗人参について知るための方法は一つではないだろう。成分と薬性を取り巻く知の差異は、以下に示した図で表現できる。成分と薬性は、関心の領域が異なる。成分の方法では、高麗人参の内部の物質に踏み込む。内部の固定された物質を細かく区分し、その物質の特性を分析する。薬性の方法は、高麗人参の内部にだけ向かうわけではない。ここでは高麗人参という存在だ

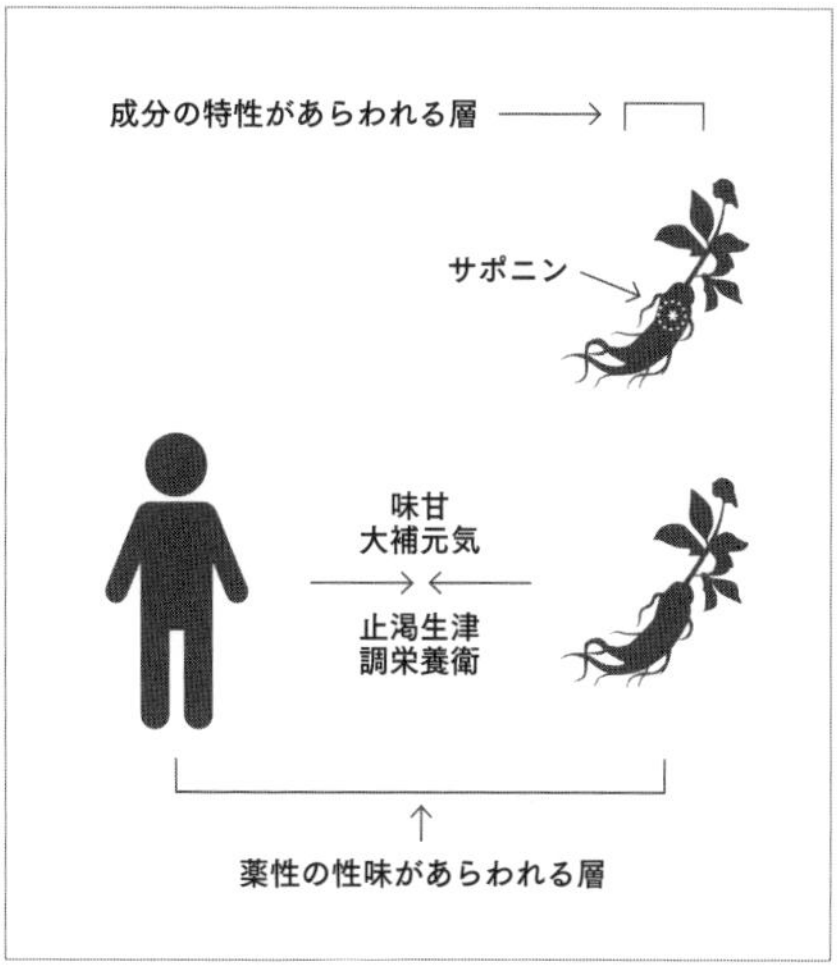

高麗人参について知る方法は一つではない。成分を知るということが内部の物質に踏み込むことならば、薬性を知るということは高麗人参と人が出会ったときにあらわれる関係性に注目することだ。

けが登場するのではない。高麗人参と相互作用する人間が、高麗人参と共にある。したがって、高麗人参と人間が出会ったときにあらわれる現象を、薬性として表現する。すなわち、ここで高麗人参の薬性は、人間と本草の「あいだ」にあるということができる。関係性の中にあり、関係性の中で起きる「大きく元気を補うもの」のような出来事に関するものが薬性だ。薬性に対するこの理解の方法は、成分を通して薬剤の「本質」を規定しようとする知の体系とは差異がある。

このように関係性を強調する東アジアの観点は、『朱子語類《しゅし》』において、朱子が人性《じんせい》〔人が生来もっている自然な性質〕に対して言及した箇所にもあらわれている（ジョン・ウジン 二〇一六：160）。

（人は）仁義礼智《じんぎれいち》の性をもつ。しかしこの四種にどのような現象があるのだろうか？単にこのような道理があるだけだ。このような道理があるために、多くのことを成すことができ、惻隠《そくいん》・羞悪《しゅうお》・辞譲《じじょう》・是非《ぜひ》を成すことができる。[13] これは喩えるなら薬性のようなものだ。薬性の寒熱のようなものは、薬自体には問うところはない。ただ〔人が〕服用したあとだから、冷えたり熱くなったりしうるのであり、これがまさに性であり仁義礼智というわけだ。

人の性も薬の性も、「ある（決められた）現象」があるのではない。固定されたものではない。関係を通してあらわれる、ある状況に関するものだ。

成分でも高麗人参について知ることができるし、薬性でも知ることができる。二つの知の体系が共に高麗人参についての理解を深めてくれる。しかし差異はある。そしてその差異は単純なものではない。存在を理解する西洋と東アジアの思考の枠組みが、そこに内在しているためだ。

13　訳注：惻隠・羞悪・辞譲・是非の四つの感情を、孟子の用語で四端《したん》という。四徳の仁義礼智に対応しており、四徳のきっかけとなる感情のこと。

04 人間的なるものを超えた存在と世界

非シンボルを受け取ること

カナダの人類学者、エドゥアルド・コーンの『森は考える』は、成分と薬性の差異を異なる方法で確認させてくれる（コーン 二〇一八）。この本の副題は「人間的なるものを超えた人類学」だ。コーンが批判する「人間」中心主義の「人間」とは、「象徴《シンボル》」記号に埋没している人間のことを指す。記号には、言語のようなシンボル（symbol）だけがあるのではない。イコン（icon）とインデックス（index）もある。コーンはアメリカの哲学者チャールズ・パースからこの分類を引用した。イコンは対象との類似性を通して対象を表現するが、インデックスは因果性をもって対象を表現する。しかし人間は、対象との類似性や因果性に関係なく、約束によって規定される〔習慣やルールにもとづいた〕言語、つまりシンボルだけにこだわる傾向が強い。「水」や「water」のように、どの対象を意味するのか規定されたシンボルを通して、私たちが毎日飲む「それ」を間接的に表現する。シンボルに傾倒した人間は、イコンとインデックスといった別の記号を受け取ることができない存在になっていっている。コーンはそう指摘する。そしてこれとは対照的に、非シンボル〔イコンとインデックス〕に慣れた人々の姿を本の中に盛り込んでいる。アマゾンでの四年間の現地調査をもとにコーンが印象的に描くのは、森の存在からシンボルでない記号を積極的に受け取っているエクアドルのアヴィラ人たちと、彼らのコミュニケーションの中にあらわれる人間と人間でない存在のあいだの関係だ。この関係を描くことを通して、コーンは生命が記号であることを、さらには存在同士の相互作用を通してアマゾンの森自体が記号を送り、あるいは受け取っている、思考する「存在」であることをあらわしてみせたのである。したがって、「森は考える」（キム・テウ 二〇一八b）。

前述の高麗人参の成分に関する表現に登場したジンセノサイドは、$C_{42}H_{72}O_{14}$という化学式であらわせる。これは人間の言語で高麗人参を規定する方法だ。C、H、Oはそれぞれ人間のシンボルであるcarbon、hydrogen、oxygenの略字だ。コーンの論理によれば、これは高麗人参がシンボル化されている状態だ。このようにシンボルとしての一面が強調されれば、シンボルでないその他の記号は力を失う。薬性はこれと異なる。薬性は、私（人間）に与えられた他者の姿だ。コーンのやり方で表現すれば、薬性を通した知では、本草が送ってくるシンボル以外の記号を受け取ることが重要である。

もちろん、薬性もまた言語で表現されている。しかしそれは、すでにつくられたシンボルを打ち出すというよりは、本草と人間が出会ったときにあらわれる状況を記述しようとしたものだ。指示するのではなく状況を述べている。よって、脈に対する表現が描写的で比喩的であるように、薬性に対する表現もまた似た特徴を見せる。「脈が細く遅く、流れは悪く散らばっている」（渋脈）と患者の手首をつかんだときにあらわれる現象を表現するように、「大きく元気を補う」、「渇症を止める」など、人間が本草に接したときにあらわれる現象を述べている。

西洋医学の成分と東アジア医学の薬性は、人間と植物の関係を設定する異なる二つの枠組みを示している。成分の枠組みは、人間の言語で高麗人参を規定し、人間と植物のあいだの序列関係を定立させる。高麗人参がサポニンと記されれば高麗人参の存在感は弱くなり、固定性が強い対象になる。人間のシンボルの領域に高麗人参が入ってくるということだ。サポニンはCとHとOで構成されたものとして、性質と構造を把握され、反応を予測できる確実な対象となる。これをもとに実験と研究も可能となる。しかしサポニンは、高麗人参ではない。人間が好むシンボルとして再現された、高麗人参の一部がサポニンであるに過ぎない。

薬性を知るためには、指示する者の位置から対象を規定するよりは、本草が人間にどのような「記号」を発信しているかをそのまま受け取らなければならない。これを通して、特権的な主体が別に存在しない関係によった知が可能となる。成分の枠組みが抽出を通して高麗人参を「認識」するならば、薬性の枠組みは関係を通して高麗人参を「認定」する。ここでの認識は、シンボルを通して人間中心的に対象を規定することを指す。反面、認定という言葉には受動の意味合いがある。人間は相互作用を通して他者を充分に受け入れる。薬性の知で高麗人参を知ることは、高麗人参の存在を認定することで可能になる。

再認と認定

決められた成分と疾病独立体にもとづく認識は、哲学者ジル・ドゥルーズの言葉で言い換えるなら「再認」に近い。[14] 再認とは、対象をすでに決められたものとして認識することだ。再認では対象との相互作用が制限される。しかし、再認をもって知れば確実だ。それはあらかじめ規定され、定義された対象を確認する認識であるためだ。また、安全でもある。誤認を減らすことができるからだ。ナチュラリズムの存在論では、認識というより再認がよりふさわしい。能動的な主体（精神・意識）と、指示対象で構成されるナチュラリズムの構図では、再認によって存在を知り、知と行為の体系が構築されてきた。しかし対象は、円滑な再認のため、受動的で固定された存在として留め置かれなければならない。

他方、薬性という理解の枠組みにおいて、対象は能動的な存在だ。人間はシンボル以外の記号を受け取り、本草たちの能動性を「認定」する。本草があらわす姿を最大限受け入れようとする。身体の外にある本草を理解する枠組みは、身体を理解する枠組みともつながっている。本草の多様な方向性と強度についての体系は、流動する身体とつながっている。その流動する身体と共にあるための体系が、本草の体系だ。処方は本草の調合を通して、流動する身体の状況に対処するものだ。本草を加減し、作方し、固定されていない身

14　ドゥルーズは認識と再認を区分する。彼は「私たちは事物を再認するが、決してそれらを認識することがない」（ドゥルーズ 二〇〇四ｂ：55／37）と述べた。ドゥルーズは、西欧の哲学の伝統が構築した認識の方法は再認のそれであることを指摘し、そこを超えた形而上学を論じようとした。

体に対応する。

本草と処方の体系が示すように、医療は身体の内外につながっている知と行為の体系だ。医療は身体の中を眺める枠組みで身体の外を眺める。流動的な身体と能動的な本草はつながっている。〔西洋医学における〕疾病独立体と成分のつながりも同じだ。身体の中の疾病独立体を眺める視線は、身体の外にある成分を眺める視線と同じだ。固定されている対象、それらを確認し指示する視線、そして確実な言葉まで、全てがつながっている。

東アジア医学において本草の調合で処方することには、存在論的な理由がある。その存在に対する理解を前提に、本草の処方という行為があるからだ。そこには加減と作方もある。身体に対する理解を脇に置き、さらには自然に対する理解を除外し、医療行為だけを見れば疑問が生じうる。しかし、身体を理解する枠組みと身体の外にある存在を理解する枠組みをつなげて各医療の治を眺めれば、別の理解の道が開かれる。

その道の上で、私たちは多くの話を分かち合うことができる。身体が固定されていないとき、身体を含む自然・世界が流動するとき、私たちはどのように身体と世界について知るのだろうか？　そして、どのように身体と世界を取り巻く問題に対処するのだろうか？身体と世界をつなぐ医療は、これに対する意味ある議論の場を提供する。そして医療の多様な理解の方法を通して私たちは、現在直面している身体と世界を取り巻く問題に対し、いろいろな方向からアプローチすることができる。

おわりに 「先」の想像力のために

正答と定答

身体という多面的な生命現象を考慮すれば、一つの医療は、身体に対する真実の一面でしかないことがわかる。よって医療に正答はなく、あるのは「定答」のみだ。定答とは、身体に対する一つの医療を通じた理解を前提とした、一つの答えであるためだ。この定答はまた、歴史的な現象でもある。パピルスにも記録が残っている糖尿病の歴史（Tattersall 2009）から、グルコースという定答に至るまでには、数千年の月日がかかった。この答えも今後また変わるだろう。血中のグルコースの量の調節[1]という今の医学のパラダイムが転換すれば、新しい答えがまた定まるのだろう。東アジア医学も同じく、正答ではなく定答のみがある。しかし東アジア医学の定答は、柔軟で包括的な傾向がある。固定された対象を指示し、それを処置することとは距離がある。東アジア医学の診断の定答は、順調な流れから外れた状況を「解読」し、根本の原因を把握することだといえる。2章で調べたように、メニエル病が根っこ、すなわち腎の問題に起因するということを読み取ったならば、腎を補助する何首烏《かしゅう》を使おうと熟地黄《じゅくじおう》を使おうと、定答の範囲内だ。しかし腎の問題だと捉えることができず、身体の問題をめまいが起きている頭、すなわち上部に限定してしまうと、期待する効能は得がたくなる。

医療のあいだには差異がある。[2] 身体は何であるかに対する理解、身体を眺める枠組み、その観点にもとづく言葉のつながりの上で、知と行為の体系が作動しているためだ。医療に正答がないように、医療が眺める身体と存在にも正答はない。あるのは定答だけだ。こ

1　今の医学における糖尿病治療のパラダイムは、血中のグルコースの量を決められた基準の範囲内で調節し、予防することだといえる。どのように血中のグルコースが基準値以上に増加するかについての原因がはっきりと規定され、その原因に対する治療法が進めば、糖尿病の歴史にまた一つのパラダイムの転換が起きるだろう。そのとき定答は変わるだろう。

2　本書で複数の医療の差異を述べるのは、それらの医療が疎通できないと主張するためではないことを、もう一度強調する必要がある。むしろちゃんとした疎通のために、差異を知ることが必須なのだ。差異を認知した上での疎通にもとづいて、よりよい医療の融合も可能になるだろう。

の定められた答えも一つではない。医療が一つではないように、定答も一つではない。この一つではない答えのありかにおける可能性が、結局のところ本書が述べようと試みたことである。身体を強力に規定する体系としての医療を揺るがすため、複数の医療を並行して調べた。一つの医療に固定されない身体について話を展開してきた。

本書の最後に強調したいことは、再び始まりに関することだ。身体を眺める既存の枠組みから外れるとき、私たちは、私たちがこれから出会う世界についての議論を始められる。気候変動とコロナ・パンデミックが見せてくれたように、私たちはかつて定められたこと（最近ではノーマルと呼ばれるもの）から距離をとるよう要請を受けている。「ノーマルから距離をとること」は、私たちの一番基本的な存在論的前提である、身体に対する思考を振り返ることで始められる。身体が固定されていないように、世界も固定されたものではない。身体が身体の外にある存在とこれまでとは異なった関係を結ぶことができるならば、世界は別の姿をあらわすだろう。

メルロ＝ポンティと「知覚され、知覚する者」

身体が一つではないように、自然も一つではない。自然の中にある存在の、その存在の仕方もまた複数だ。しかし、身体が一つであれば、自然も一つしかない。身体、物質、自然を束ねて、精神と分離したものとして境界をつくる近代的な構図では、よりそうなる。メルロ＝ポンティの哲学的な作業は、この構図を揺るがすものであった。精神と「それ以外」のもので成り立つ構図を問題視し、〔「それ以外」の領域に入れられた〕身体を精神の領域に移動させようとした。もとの場所に戻そうとした、というほうがふさわしいかもしれない。メルロ＝ポンティは、世界を知覚する「主体」としての身体に注目する（メルロ＝ポンティ 二〇〇二）。身体がこれ以上「それ以外」の領域に属さなければ、物質と自然も共に「それ以外」の領域から離れることができる。そうなれば世界は揺らぐ。それ以外の領域で固定的な対象として存在していた身体、物質、自然が動けば、それらを確実に認識していた主体も揺らぐ。分節的な構図自体も、その構図の中に安住していた主体と対象や、人間と人間でない存在の関係も、すべてが揺らぐ。世界は別の世界になるだろう。したがって、メルロ＝ポンティにとって身体について述べることは、世界について述べることだ。

彼はこのような方向性で研究を進める中で「知覚され、知覚する者」（メルロ＝ポンティ 二〇〇四：96）としての身体を述べた。メルロ＝ポンティは『見えるものと見えないもの』において、触覚を議論の出発点とし、身体の存在の仕方について論じた。そして触覚から視覚にその議論を広げていった。能動的な精神と受動的な「それ以外」の二分法を揺るがす作業を、触覚から始めたのは卓越した選択だったといえる。視覚は見る者と見られる対象とのあいだの距離を前提とする。触覚は、この距離がつくりだす分離の議論から抜け出すことができる。「手をつないだ手」が表現するように、触覚は接続を基本にしているため、分離なく主体と客体（対象）、能動と受動について議論することができる興味深い場だ。

彼は触覚の瞬間をこのように表現した。「『触れる主体』が触れられるものの地位に移り、物の間に降りてくることになり、その結果、触覚は世界のただなかで、いわば物のなかで起こるようになるのである」（同：192／186）。また「私が物に私の身体を貸し与え、そして物が私の身体におのれの似姿を刻みこみ私にその似姿を与えるという（…）契約」（同：209／203）と述べた。この触覚の瞬間には事物、すなわち触れられる対象と触れる者とのあいだに可視的な境界が設定されない。私が対象の真ん中に降りていきもするし、対象が私の身体に搭載されもする。メルロ＝ポンティの触覚の議論は脈診の瞬間とよく通じる。東アジア医学で脈をとる瞬間は、脈をとる者と脈をとられる者とのあいだの往来の瞬間だ。「脈をとる」という表現は能動態のようだが、ここには受動と能動の二分法は該当しない。能動的に手首をつかむが、受動的に患者の身体の振動を受け取らなければならないためだ。指に力を入れたり抜いたりしながら、脈を深く、ときに弱くはかったりする。注意深く押したり離したりもする。能動的に脈をとる。しかしこの能動は、受動のための能動だ。うまく受け入れるために、積極的に動く。脈診の瞬間、主体と客体の境界は不明瞭になる。能動的に規定する主体によって受動的に規定される客体、という枠組みが、ここには当てはまらなくなる。対象である脈の能動性と主体の受動性が合わさることで、「脈をとる」ことが成立する。したがってメルロ＝ポンティはこのように述べた（同：200／193）。「私の能動性は受動性と同一だということになる」。

人によって脈がよくあらわれる場所は少しずつ違うために、脈診のためにはまず最適な場所を探す作業が必要だ。脈をとる手が繰り返し往来しながら最適な脈診の場所を探すとき、脈をとる手は能動的だが、脈診の場所から脈を一生懸命受け取るときは、脈をとられている手が能動的になる。しかし、この瞬間ははっきりと区分されない。脈診の場所を探すときでさえ、脈をとる手は能動的であると同時に受動的だ。能動的に脈診の場所を探るが、受動的に脈を受け入れる準備がなされていなければならない。脈診は、能動あるいは受動だと切り分けて言うことができない瞬間に起こる。能動あるいは受動という二分法的な表現では、この瞬間をあらわすことはできない。これを表現するためには「能受動」あるいは「受能動」のような能動と受動、主体と客体の分節的な思考の枠組みを離れた言葉が必要だろう。

メルロ＝ポンティは二分法的な能動と受動、主体と客体の分節を超えた認識論と存在論を述べようとした。身体がまず〔精神ではない〕「それ以外」の領域を離れれば、物質と自然もその領域を離れる道が開かれる。その道を開くため、メルロ＝ポンティはセザンヌの絵を経由する。彼は「風景は私のなかで思考されるのであり私は風景の意識なのだ」（メルロ＝ポンティ 一九八五：28／22）というセザンヌの言葉を引用した。風景なしには私の意識もない。セザンヌのサント＝ヴィクトワール山の連作は、風景と意識が入り混じっている状況を表現したものだ。ここで風景と意識を分ける境界はない。自然と意識のあいだ、事物と意識のあいだの分節もない。この崩れた境界において「それ以外」の領域はすでにない。

この境界を壊す過程で注目すべき部分は、主体の外の存在の行為可能性だ。脈をとられる手が能動的であるように、風景もまた受動的ではない。セザンヌの絵で発見される主体と客体の関係を表現しながら、メルロ＝ポンティは次のように述べた（同：33／27－28）。「セザンヌが絵のなかで事物や顔に与えることになる意味は、彼に立ち現れてきた世界そのもののなかで彼に提示されていたのであって、セザンヌは、それを解き放っただけだ。彼が見るがままの事物そのものや顔そのものが、こんなふうに描かれることを要求していたのである。そういうわけだから、セザンヌは、それらが語ろうとのぞんでい
たことを語っただけだ」。主体が主体の意識通りに対象を再現するのではなく、対象の立ち現れ方を完全に明らかにすること。それをメルロ＝ポンティは、対象の要求を表現することだと述べた。彼は触覚の瞬間を通して、またセザンヌの絵を通して、主体と客体の新しい関係について述べたのだ。客体が受動的でなく固定されていないとき、対象が主体に要求する存在であるとき、その関係は既存の関係と異ならざるをえない。その存在が成す世界も、以前の世界とはこれ以上同じではいられない。その世界では、「主体」や「客体」のように、存在を分離する思考ではない別の思考が必要となるだろう。

ドゥルーズと「出会い」

既存の思考様式を離れることは、ドゥルーズの哲学的な企《くわだ》てでもある。メルロ＝ポンティとドゥルーズの哲学的立場は異なるが、既存の哲学を超えて思考を試みる道の上で、二人は出会う。その道における接点は少なくない。[3] 二人の接点はまた、本書で医療を通して述べようとしている、複数の身体とも出会う。

「脱領土化」、「器官なき身体」、「逃走線」のようなドゥルーズの概念は、既存の枠組みを抜け出すことが彼の哲学的企てであることをあらわしている。彼のこうした議論は基本的に、「思考のイメージ〔イマージュ〕」の批判と関連がある。思考のイメージとは、西欧の主流な哲学が構築した思考の枠組みのことだ。ある公準上[4]の思考のイメージは、西欧哲学の伝統において何を思考し、どのように思考するかを規定する、強力な影響力をもった思考の条件だ。この思考のイメージの中で「再認[5]」と「再現的思考」を持続してきたのがプ

3 これらの接点についてはカン・ソンヒョン（二〇一六）、Reynolds & Roffe (2006) を参照。

ラトン、デカルト、カント、ヘーゲルらが連なる西欧哲学の主流の系譜だ。ドゥルーズは、思考のイメージが依拠する公準が、〔かくあるべしという意味での〕当為性なきものであることを強調する（だからこそ、ここでは〔一般の現象に共通に適用される〕「原則」ではなく、〔証明が不可能で仮定的な〕「公準」という語が使われている）。任意性の上で、ある傾向をもつ公準は維持され、その結果、思考のイメージが真の「思考」をせき止めていると彼は主張する。思考のイメージに対するドゥルーズの批判は強力だ（ドゥルーズ 二〇〇四ａ：371）。「これらの公準は全て、思考の独断的なイメージを形成する。これらの公準は再現の過程において、〈同じ〉ものと〈似ている〉もののイメージを通して思考を威圧してしまうが、このイメージが最も深く損なうものは、思考することの意味である」。ドゥルーズの哲学的企ては、

4　ドゥルーズは「普遍的本性たる《思考》の原理」、「常識（共通感覚）の理想」、「再認というモデル」、「表象＝再現前化のエレメント」など、公準に対する議論を通して、「思考はこうしなければならない」という根拠なき当為性の上に打ち立てられた構造物が、西欧の主流な哲学における思考であったと論じている（ドゥルーズ 二〇〇四ａ）〔公準とは「科学的または実践的理論にとって、基本的前提として必要とされる命題」のこと（デジタル大辞泉）。ドゥルーズは公準を、根拠なき当為性をもつものとしている〕。

5　「再認」に関しては5章で一部言及した。

この思考のイメージを転覆することにあるといえる。「記号《シーニュ》」、「情動《アフェクト》」[6]、「生成変化」、「イメージ〔イマージュ〕なき思考」などは、思考のイメージ転覆を図るための爆弾装置としての概念だろう。これらを通して彼は、思考のイメージを超えた先にある思考を夢見た。

「思考のイメージ」を離れた思考、再認と再現を超えた先にある思考は、本草に対する東アジアの理解と興味深い接点がある。5章で調べたように、「人参《にんじん》味甘《みかん》」、「大補元気《たいほげんき》」、「止渇生津《しかつせいしん》」といった本草の薬性に対する言語表現に薬の気味は規定されているが、その表現が薬の薬性を全て包括しているわけではない。気に対する2章の議論で言及したように、薬性もまた言語という器にうまく収まらない。[7]「人参味甘」では、高麗人参と人間のつながりからあらわれる現象を「味甘」と表現しているが、甘《かん》として表現される本草は高麗人参だけではない。甘草は言うまでもなく、何首烏、枸杞子《くこし》、竜眼肉《りゅうがんにく》、葛根《かっこん》、陳皮《ちんぴ》、麦《ばく》門冬《もんどう》などが、人間とのつながりから甘をあらわす。しかし、これら複数の甘は同じ甘では

---

6 「情動」は、身体の外との接触により身体に残る振動の痕跡であり、その痕跡はまた今後に経験できるものとして可能性が開かれている、と表現することができる。

7 東アジア医学の言葉と、その言葉に込められる内容と範囲についてはこれからさらなる議論が必要となるだろう（キム・テウ 二〇一七a）。

ない。同じ甘であれば薬性が異なるはずがなく、そのように多くの味甘の薬が存在する必要もない。苦い味を出す本草、すなわち味苦《みく》の本草も一つや二つではない。大黄《だいおう》、沙参《しゃじん》、牛膝《ごしつ》、黄連《おうれん》、天門冬《てんもうどう》などは全て苦《く》をあらわす。どのようにこの「複数の」甘を、「複数の」苦を知るのか？　どのように知り、薬を使うのか？

複数の甘と苦を知るためには、直接気味に接する必要がある。気味は、ドゥルーズの言葉を用いるなら本草が放出する一種の「記号《シーニュ》」だ。ドゥルーズは（メルロ＝ポンティが芸術を論じたように）マルセル・プルーストの小説『失われた時を求めて』を通して記号について述べた（ドゥルーズ 二〇〇四b：41／23）。「私たちに考えることを強いる何か、真なるものを求めることを強いる何かとの出会いに、真実は依存するのだ。（…）まさに出会いの対象となるのはシーニュであり、これこそが私たちに対してこの暴力を行使するのである」。味をみて気味に直接接するのは、「出会い」のためだ。ここでの「出会い」とは、すでにその事物について知っていると前提しないことを意味する。すでに知っているという考えでは、「真なるものを求める」要求を受け取ることができない。期待していなかった偶然の出会いを通すことで、私たちは記号に出会うことができる。

すでに知っていることを前提とした対象は、ドゥルーズの言い方で再びあらわすならば

「再認」の対象だ。言葉の中にそっくりそのまま埋め込められており、難なく認識される対象。その反面、出会いを通して記号を放出する対象は、私たちに「思考」するように強要する（ここでの「思考」は、西欧哲学が構築してきた枠組みにとらわれていない「思考」だ）。このような記号の要求を表現するためにドゥルーズは、暴力という用語を使用した。「暴力」はその要求が強力だということをあらわしもするし、既存の再認と記号が要求する思考の間隙《かんげき》をあらわしもする。再認には要求がない。再認とはすでに認識されたものを再び認識することであるため、対象が放出する記号を受けて思考することを要求しない。

本草の記号を受け取ることは、言葉通り簡単ではない。あらかじめ規定され、再認を誘発する、既存の甘と苦に対する考えを解体する作業がともなうためだ。「頭で考えて薬を使わず、気味で薬を使わなければならない」という、薬性の勉強会の現地調査[8]で継続して強調されていた言葉は、まさにこのことを表現している。記号を受け取るということは、

8　本草の薬性を勉強するために、韓医師たちが催す勉強会に参加した。薬性の勉強は韓医師たちが持ってきた本草を味見しながら、文字化した薬性の裏面にある気味を、実際に体験するやり方で進行した。薬性の勉強の現地調査に関する具体的内容に関しては、キム・テウ（二〇一八b）を参照。

既存の「思考」からの脱却をともなう。ここでの既存の思考とは、甘や苦に対する固定された認識だ。そのような認識をもっていたら、本草と「出会う」ことができない。特に、記号化された薬性に頼ってしまえば、すなわちその基準に従って再認しようとしてしまえば、頭で本草を裁くようになる。味甘と味苦に対する慣れ、私がそれをすでに知っているという考え、そして言語に安全に込められている味甘と味苦の意味などが、出会いをふさぐ。記号を受け取ることとは、そこから抜け出すことだ。

本草が発する記号である気味は、気と味を一緒にあらわす用語だ。本草が放出する気と味だ。気味の記号は香りで、味で、滑らかだったりひっかかる感じで、強かったり弱かったりする力で、軽快だったり濁ったりするような感じで、身体を揺るがす。[9] しかし、直前の文章で表現を試みた気味の記号は、実際にはそんなにしっかりとは分かれていない。それらが混ざり合い、境界を行ったり来たりしながら、本草の気味を成している。この記号、

9　具体的に気味は、寒熱温涼の四種類の気、すなわち四気と、酸味・苦味・甘味・辛味・鹹味の五つの味、すなわち五味に分けられる。気味の性質は、例えば、五味の五種類の味は収斂したり固めたり、緩和したり発散したり柔らかくしながら、本草がもつ治癒の可能性につながる。これを通して身体の変化が可能になる。

すなわち気味は、それに接している身体に衝撃を加える。衝撃の余韻は何らかの痕跡《こんせき》を身体に残す。この余韻の痕跡こそ、ドゥルーズが「情動」あるいは「感応」と表現したものだろう。この痕跡は過去の刺激として残らず、これからの可能性として開かれている。薬性の勉強会は本草に対する「学び[10]」であり、「思考」ではなく「気味」で薬を使うことができる経験を提供する。気味で薬を使うことは、本草の記号が身体に残した痕跡を思考することを指す。そのように記号を通して学びながら、薬を使うことができる治癒者になっていく。薬性の勉強会では、ドゥルーズの「生成変化[11]」はこのような形であらわれるのだ。「思考のイメージ」を超えた思考において、対象とは記号を放出する存在だ。したがって、対象を通して人間は学んでいくことができる。風景が私の意識であるように、対象は私の

10　ここでの「学び」は、「知る」とは異なる。この差異に関してドゥルーズは次のように述べた（ドゥルーズ 二〇〇四a：365／435）。「〈学ぶ〉とは、問題（《理念》《イデア》）という対象性《オブジェクティテ》に直面して遂行される主観的な行為にあてはまる名称である。それに対して、〈知る〉とは、概念の一般性、あるいは解決の規則の平穏な所有だけを指示している」。

11　訳注：あるものごとに対し、自分とそれ以外の存在がそのものごとと結ぶ複数の関係のさまが、変化すること。関係のさまが組み変わること（千葉 二〇一二）。

師だ。物質、自然、身体、人間でない存在は、これ以上とどまっているもの、すなわち主体の再認の対象ではなくなる。対象は「要求」するし、「強要」しもする、一つの「主体」だ。人間は人間でない存在を通して世界を知り、人間でない存在というまた別の主体と共に世界を構成する。このとき、記号の強要を受け取る身体は、既存の思考の構図を抜け出した身体となる。「情動」の居所であると同時に「生成変化」の場所でもある身体は、すでに「精神対身体」という構図を抜け出している。世界に開かれている身体、この身体と相互作用する身体の外にある存在との関係は、異なる世界を開け放っている。

哲学、芸術、医療（人類学）の接点から

「複数の」医療に対する本書の関心は、メルロ＝ポンティとドゥルーズが芸術に抱いた関心と文脈を共有している。既存の認識を超えるためセザンヌの絵画を論じ、既存の思考を超えるためにプルーストの小説を論じることと、方向性を共有している。二人の哲学者が芸術を積極的に参考にしたことは、既存の支配的な思考を抜け出すためには当然の選択であっただろう。既存の「思考のイメージ」の影響力が強力な状況において、哲学内部の議

論だけでは困難な作業だったに違いない。したがってメルロ゠ポンティの芸術の議論は、彼の最も重要な哲学的作業だということができる。[12] ドゥルーズは「一つの芸術作品は一つの哲学書よりも貴重である」（ドゥルーズ 二〇〇四b：59／40）と直接的に述べた。

既存の思考を揺るがすため、芸術が世界を理解し表現する方法の助けが必要だった。セザンヌの風景には、ルネサンス以後の規格化された遠近法で世界を見ないという宣言が含まれている。[13] セザンヌの絵画は、既存の視線を抜け出し表現することができる道を例示している。プルーストは記号を通した学びの旅を叙述しながら、再認とは異なる思考の枠組みを例示した。さらには「哲学の思考と対立するような思考のイメージ」（ドゥルーズ 二〇〇四b：141―142／125）をあらわしてみせた。この芸術は、既存の思考が転覆された世界を表現していた。西欧の哲学的伝統の中にいながら、同時にその支配的である思考の枠組み

12 メルロ゠ポンティの芸術哲学がもつ重要性に関してはチェ・ジェシク（二〇二〇）を参照。

13 セザンヌが遠近法を使用しなかったのではない。メルロ゠ポンティは、ルネサンスの遠近法と対比して、セザンヌの遠近法を「体験された遠近法」と表現した。それは世界の様相を受け取りながら世界と対象の行為可能性を開いておくため、世界の出現を受け入れることを第一にする。体験された遠近法に関してはジュ・ソンホ（二〇一五）を参照。

を抜け出そうとする矛盾した状況で、「先」の世界を例示する芸術は、二人の哲学者を興奮させるに充分だったはずだ。芸術と共に、医療にもここに加わることのできる可能性が開かれている。

芸術が世界の存在を表現する枠組みに関することならば、その枠組みには世界を構成する存在に対する理解と認識が内在している。その理解と認識は一つではないことから、表現の枠組みも複数存在する。「複数の」医療も同じだ。医療は身体を含めた世界の存在に対する理解と認識に関するものだ。各医療はどのように身体を知るのか？　どのように身体に触れ、感じ、見て、聞くのか？　そのように知覚される対象はどのような身体なのか？また、その身体を知覚するこの身体はどのような身体なのか？　治のために身体に対して使われる存在〔ここでは本草〕はどのような存在なのか？　その存在の薬性は何であり、またそれをどのように知るのか？　これらの問いに対する回答が一つではないことを、複数の医療は述べている。覇権的《ヘゲモニー》西欧哲学の理解が全てではないことを、絵画と小説があらわしているように、医療もまた存在を理解する二つ以上の可能性を見せてくれる。身体に対する理解は一つではないと、メルロ＝ポンティとドゥルーズが芸術を通して行った作業を、医療を通しても行うことができる。

医療は身体（人間と人間でない存在）に対する思考の上の、知と行為の体系だ。複数の医療が身体を理解する枠組みは、医療空間において成り立つ治の諸行為を通して表現される。現場で「行為として記録された文書を読む人類学」（ギアーツ 二〇〇九：20）は、哲学者たちが芸術表現を読むように、その表現を通して複数の医療がどのように存在を理解するかを読むことができる。医療が身体を理解する枠組みは、身体にのみとどまるわけではなく、世界を理解する枠組みへとつながっているため、医療に関する人類学は存在と世界に対する議論を含む。したがって哲学と人類学は、存在に対する固定された理解を離れようとする道の上で、前述した脈診と薬性の事例のように「出会う」。その道の上で分かち合う対話を通して、現在の先にある存在論に対する議論を深めていくことができる。

存在論的転回とポストコロナ時代

最近の人文社会科学の存在論的転回、新唯物論（New Materialism）、アクターネットワーク理論（ANT, Actor-Network Theory）、量子力学は全て、存在を積極的に論じようという動きだ[14]（キム・ファンソクほか 二〇二〇）。特に、対象とみなされてきた人間以外の存在の存在感を取り戻すことに深い関心が向けられている。

存在論は認識論と不可分の関係をもつが、今この時代の覇権的な形而上学は、主体中心の認識論へと傾いている。人間主体の再認にもとづいた世界の認識が、世界そのものになっている状況だ。このような状況で、最近の新しい潮流は、強力な認識論による不均衡を念頭に置き、存在論を強調する。既存の認識論が人間の観点から動物、物質、事物に付与した領域を疑問視するのだ。人間でない存在を、主体にとっての「対象」として扱うのではなく、もとの領域に戻すための作業をしている。

このような作業に寄与する学際的な研究のうち、人類学において特に注目されているの

14 訳注：存在論的転回は、自然と人間、物質と精神といった二項対立にもとづいた西洋の認識論を前提から外し、人間以外の存在（動植物や機械、物質など）もアクターとして活動する世界に目を向け行われてきた一連の研究のこと（奥野 二〇二三b）。新唯物論（新しい物質主義）は、以下の三点にその特徴が集約される。「第一にデカルト―ニュートン的二元論の乗り越え、第二に行為体（agency）としての物質の擁護、第三に物質―言説からなる存在―認識論（onto-epistemology）である」（佐藤 二〇二一：10）。アクターネットワーク理論は、主体／客体、人間／自然といった近代的な世界の認識を超えて、脱中心的なネットワークとして社会を記述する理論のこと（ラトゥール 二〇一九）。

は、非西欧の形而上学を積極的にもってくることだ。[15] 西欧哲学（現代哲学の実在論）、科学実践（ANT）、量子力学（行為的実在論）など、西欧起源の理論と実践を用いた研究が存在する。しかし人類学は、非西欧の思考と実践を通して、存在論的転回の議論を多様化している。[16] 本書もこのような動きと方向性を共有している。

人文社会科学の新しい流れは、単に人間でない存在に対する議論だけを意味するのではない。それは人間と人間でない存在の関係を再考し、人間以外の存在だけでなく人間の存在について再び熟考してみようという運動だ。人間／非人間（人間でない存在）は、文化／自然の分節を超え、人間でない存在と自然との関係の中で人間と文化について議論しようという運動だ。これは切迫した課題でもある。環境危機、気候変動と関連した問題であるためだ。人間を含む自然の中で起きている、生命の諸問題とつながっているためだ。

15　５章にて言及したヴィヴェイロス・デ・カストロが、アマゾンのアニミズムを通して多自然主義を論じていることが代表的な例だ。
16　人類学ではないが、東アジアとヨーロッパのあいだの哲学を比較したフランソワ・ジュリアンの作業もここに含まれる（ジュリアン 二〇一〇；二〇一四；二〇一九）。

コロナ・パンデミックについては、環境問題を経由せず思考することはできない。環境破壊がCovid-19を触発したと、より直接的に言うことができるが、自然を眺める視線とウイルスを眺める視線とのつながり自体を問題とみなすこともできる。人間と人間でない存在を分離し、序列をつける近代的な構図によって、自然は受動的で固定的なもの、確実に規定することができる利用可能な対象として残っていた。そうであることを願われていた。しかし、その構図によって自然が完璧に定義され、存在が全て沈黙するわけではない。捕えきれない動きと声は存在する。今の環境危機のあらわれは、自然がその形而上学の構図に収まりきらないことを痛感させる。コロナウイルスも、既存の認識を抜け出す「存在」の問題だ。ウイルスは既存の規定により確実に把握されるものではない。生物なのか無生物なのか、それ自体が固定されていない。ウイルスはまた、変異する。人類が経験している防疫の問題、ワクチンと治療薬の開発の問題は、既存の認識論が作動しなくなったことと関連している。身体と存在は規定されるものだという思い込みが維持できなくなった状況と関連している。環境危機と共に、コロナ・パンデミックもまた、対象を規定することができるという思い込みの危機である。

環境危機とコロナ・パンデミックは、まさに存在論的危機だ。人間を含め、地球に住んでいる生命たちの危機でありながら、同時に既存の存在論を再考することを要請する危機だ。存在論的危機は、存在論的転回を通して解決の糸口を見いだすことができる。ニューノーマル（New Normal）の議論も同じだ。

ニューノーマルは新しい用語だが、ノーマルを超えた先のための動きは、何も新しいものではない。今まで調べてきたメルロ＝ポンティとドゥルーズの哲学、存在論と関連する近年の議論も、すべてその動きと関連している。記号、情動、「知覚され、知覚する者」などの概念を通して、哲学者たちはノーマルの先を思考する。存在論的転回などは、「対象」として扱われる領域に置かれてきた、人間でない存在をもとの領域に戻すための作業を通して、ノーマルの先を実践しようとしている。ニューノーマルはすでに議論されていた。哲学の中で格下げされてきた対象たち、人文社会科学の中で見落とされてきた自然、動物、物質が、人間と、また人間の文化とつながり、共に存在し生きていくことを述べていた。

コロナ・パンデミックはノーマルの問題を水面に浮上させた。目前に迫った気候変動と共にパンデミック、またやがて来たる「複数の」パンデミックは、ノーマルの先を想像するように「強要」する。これは一種の記号だ。この危機との「出会い」を拒否し、既存の枠組みで再認すれば、危機はなす術がないものに転化するかもしれない。パンデミックが触発したニューノーマルの危機・機会を、新自由主義を更新するためだけに使用するのならば、ニューノーマルという言葉は使わないほうがましだろう。ＡＩ技術、非対面の経済だけを発展させるつもりならば、ノーマルの先に意味はない。

ニューノーマルの道行《みちゆ》きは、規定された旅路ではない。ニューノーマルはノーマルからいかに離れられるかにかかっている。それはより根本的な変化をともなうものでなければならない。ノーマルからニューノーマルへの旅程に向けて、本書の議論が示唆するところがあるだろう。まず、私たちが離れようとするノーマルは、つながりの体系だという点を本書は強調した。身体、自然、客観など、私たちが日常的に使用する言葉にも、ある観点が内在している。その観点が、言葉が指し示す存在を理解する枠組みとつながっている。このようなつながりの上で私たちは食べ、移動し、捨てる日常を営む。今の人類が直面する問題が存在とその関係の問題ならば、すなわち人間と（ウイルスを含む）人間でない存在および自然との関係の問題ならば、その問題を乗り越えるためには、これらの存在と言葉と知のネットワークをひとまとめに揺るがすことができなければならない。すなわち、それは「転回」の議論でなければならない。次に、ノーマルを超えた先は、存在に対する複数の理解と複数の関係性を通して想像されるものでなければならない。存在に対する理解がさまざまでありうるということは、存在を理解する既存の枠組みを離れることが可能であることを意味する。身体と存在が関係を結ぶ「複数の」枠組みを通して、普段から関係を実践してきた方法を振り返り、その先の関係を想像することができる。具体的で、実際の身体を通して行われる医療は、ここに寄与する可能性をもっている。

複数の医療を通して展開していける、ノーマルを超えた先の話がある。医療が一つでなければ身体も一つではなく、身体につながっている存在も二つ以上なのだ。したがって世界も一つではない。複数の世界で私たちも、また異なるノーマルを実践することができる。哲学と芸術、存在論的転回の議論と共に、医療に関する人類学を通して、その「複数の」世界の可能性が開かれるとき、始められる話や始められることがある。本書の終わりに再び始まりについて述べる理由は、このためだ。

付言　用語解説、または用語解明

言葉について述べること

医療は、身体と知と言葉のつながりをもとに行う、知と行為の体系だ。「何を身体とするか」、「その身体をどのように知るか」、「どんな言葉を通してその身体と知を表現するか」といった問題が、一つの医療を構成する。全ての医療には、それぞれ存在（身体）と認識（知）と言葉をつなぐ「つながりの体系」がある。そして本書で議論したように、存在論と認識論、そしてそこで使われる言葉は、医学の内部だけで作動するのではない。そのつながりは医学の内外を貫いており、特定の時代の、支配的な存在による理解と認識の枠組みを構成している。身体をもつ私たちは、このようなつながりの体系の中に存在する。日常で使われる言葉もそうだ。身体に関する言葉を聞き、言葉を繰り返し使いながら私たちはこの体系に参与し、そうすることで体系の一部として存在する。

「複数の」医療を通して、身体に対する理解が一つではないと述べる本書には、このような身体―言葉―知のつながりに起因する、避けがたい用語の使用の問題があった。3章の冒頭で言及した「述べること」の難しさは、執筆のあいだずっと直面しなければならない問題だった。特定の枠組みにもとづく、認識と存在に対する理解が込められている用語を、その認識と理解とは異なる状況と対象に使用する場合があった。こうした「誤用」を知りつつも、避けるのは容易ではなかった。文章ごとに用語の意味について説明できないためであったし、適切な用語が見つからず、別の意味の用語を使用せずにはいられないためでもあった。

したがって、「用語解説」の形式で綴られたこの文章はむしろ、「用語解明」に近い。あるいは一種の「訂正」だ。用語の誤用に対する訂正。しかし、このような努力にもかかわらず、相変わらず解明されず訂正もされない用語がある。適当な用語が存在しないときがそのような場合だ。この文章では特に、この「用語の不在」の状況に注目した。誤った用語の使用に対する解明であり、また解明するほかない状況と、解明されたあとにも解明しきれない状況をあらわすためにこの文章を付け加える。

言葉に内在する観点を注視しないとき、私たちは与えられた観点から世界を眺めるようになる。言葉の限界は世界の限界である。それは語彙の数の問題というよりは、言葉が体現する内容の限界に、より大きく起因する。特にそれらの言葉が身体と関連した言葉であるとき、その影響力は少なくない。私たちは世界に生きる身体として、身体についての言葉を通して、世界を理解し表現するためだ。[1] したがって、そのような言葉について述べることは、身体に対する理解の限界を超えるための作業でありながら、同時に既存の世界の先を、すなわちノーマルの先を想像する作業でもある。それは分離不可能なミクロとマクロについて述べることだ。このため、ここでは身体につながった言葉をいくつか再確認してみることにする。

用語を議論する順序は、既存のカナダラ順〔韓国語のアイウエオ順〕にはしなかった。掲載の順序は言葉のあいだを流れる脈絡に従った。

1　したがって医療は政治の場としても注目に値する。アネマリー・モルは医療のこのような政治性を存在論的政治（ontological politics）という言葉を通して表現した（Mol 2002）。

身体

「気とは何であるか」という問い（2章）が、「気」に接近するための適切な問いであるかを振り返る必要があるように、「何を身体とみなすのか」という問い（2章）もまた、身体に対する適切な問いであるかを振り返らなければならない。「何であるか」という問いには、身体が規定可能な対象であるという前提がある。「何」であると把握することができるのならば、内と外の境界線がはっきりとしていなければならない。「何であるか」という問いが適切に働くような身体の理解の枠組みもあるだろう。デカルトの観点が身体を規定可能な対象とするのに相当な影響力を及ぼしたことを考慮するとき、「西欧では何を身体とみなしたのか」という問いはむしろ適切であろう。しかし、「東アジアでは何を身体とみなしたのか」という問いを投げかければ、その問い自体にまた問いを投げ返さなければならなくなる。

東アジアでは、身体は身体の外とつながっている。メニエル病の患者の事例（2章）で調べたように、身体は身体の外を流れる一日の時間とつながっている。気運が生じ、拡張して収斂し、貯蔵する一日の様相と相互作用しながら存在している。身体の内外に境界を引き、身体に限られた議論をするのみでは、東アジアの身体を述べることはできない。六《ろっ》気《き》の概念は特に、身体の内外の相互作用をあらわす。風・寒・暑・湿・燥・火であらわされる六種類の気候の特徴である六気（3章）は、身体の中にもあり、身体の外にもある。内外の六気が調和を成すとき、身体は順当に作動する。六気のうちの一つが突出するとき、そのバランスは揺るがされ、私たちは病む。寒が突出する感気《カムギ》（傷「寒」）がそれであり、風が突出する通「風」がそれだ。眼球乾「燥」症も同じだ。

デカルト以後の西欧では、「私」という考える存在の確実性のために、思考の対象となるものの確実性が担保されなければならなかった。その対象が「何」なのか、確実に述べる必要があった。しかし、確実性に対する執着、すなわち「デカルト的不安」が不在であった東アジアの存在論では、「何」であるかをまず規定する必要がなかった。「何」であると述べるものが、別の「何」かとつながっている状況では、あえてそうする理由がなかった。「何」に対する問いは日常的なものだ。しかしここには、その何かを規定しようとする慣習的な観点がある。つまり、身体が何かとして規定されれば、世界もまた何かとして規定される。したがって「身体について述べることは、世界について述べること」という言葉

（「おわりに」）は、メルロ＝ポンティにだけ該当するのではない。私たち自身にも該当する。私たちも日常的に身体について述べながら、世界についても述べている。「体力の低下」について話しながら、身体を「体力」の有無で評価される存在として理解する観点を維持している。アンチエイジング（anti-aging）を話題にしながら、老いた（aged）身体を対象化している。その身体に対する規定の上で、身体の外にある世界を理解し、実践している。「何」に対する問いと同じように、身体とつながった言葉を調べてみなければならない。その言葉は、存在に対する思考とつながっている。何であるかを尋ねることは代表的な問いの立て方であるが、それは世界を規定する文法でもある。存在と世界に対する理解が異なれば、身体に対する問い自体も異ならざるをえないだろう。東アジアの身体－言葉－知－世界のつながりの上で身体について問うためには、異なる問いが必要だ。何よりもそれは、「何」に対する問いではないだろう。

健康

「健康」という言葉も、「客観」（3章）のように東アジアに新しく登場した言葉だ（オ・ジェグン&キム・ヨンジン 二〇〇八）。翻訳を近代化（西欧化）の核心としてみなしていた、一九世紀の日本で生まれた造語だ。漢字語（韓国語において漢字由来の言葉）の健康は、丈夫を意味する「健」と安らかを意味する「康」をつないでつくられた。言葉の通り、この用語には力の論理が内在している。そして肉体を強調する。Health の翻訳語がどのように力と肉体を強調するようになったのか？ これについて答えるためには、誰の視線が健康という言葉の中に内在しているのか調べる必要がある。「健康」を肯定的に捉える主体は誰なのか？ その主体は、身体の主人であるかのような主体だろうか？

その主体とは、権力をもった主体だ。規定し定義し命名する者だという点で、権力的でない主体は存在しないが、健康を眺める主体は特に、近代の権力と密接な関係がある。健康を追求することの虚構性を露《あら》わにしたある新聞のコラムが指摘しているように、ここには近代国民国家の論理が内在している（シン・ヨンジョン 二〇一九）。つまり国家の視線が内在しており、この視線の主体は健康な身体、健康な人口を必要としているのだ。健康の意味は体力とよく通ずる。言葉の通り、肉体の力である体力は、辞書的な意味でも「疾病や寒さなどに対する身体の抵抗能力」だ。体力はおそらく身体に関する言葉のうち、フーコーの「生政治」[2]を最もよく表現したものだろう。人間の生物学的な要素に深い関心を寄せる生政治において、肉体の力は特に注目される要素だ（フーコー 二〇一二）。生政治の主たる主体である国家は、肉体の力に格別な関心をもつ。したがって私たちは、「健康」と「体力」という言葉を日常的に繰り返し用い、身体に対する国民国家の関心が投影されたこの言葉で自らの身体に対し関心を示す。このように、健康や体力は一見、存在の良好な状態に対する中立的な表現のように見えるが、言葉の系譜を調べてみると、そうとも言いきれない特定の観点や論理と出会う。

健康という言葉がつくられる前、東アジアにそれと似た言葉があったとしたら、それは東アジアの身体―言葉―知のつながりの上で生じた言葉であるだろう。東アジアに存在の良好な状態を指す言葉があったならば、それは自然の理知〔道理〕の流れに対応することと関連しているはずだ。ここでの自然はもちろんnatureの翻訳語ではない（3章）。それは理知が流れる巨大な「場」といえるものであり、その中に人間も人間でない存在も事物も全て含まれている。万物は、理知を共有しながら共に呼吸する存在だ。したがって、存

2 訳注：フーコーは、近代以降の資本主義社会で、国家が生物学的な知を用い、人間の生命に介入し、統治するような権力的状況について指摘した（フーコー 一九八六）。

在の良好な状態を述べるための理知は単に生理に関することではなく、身体の外、より広い世界の理知と接している。肉体の力を強調する「健康」や「体力」のような言葉では、これを適切に表現することは難しい。

加えて、ここには倫理的な合意もある（ヨ・インソク 一九九八：チェ・デウ 二〇〇五）。理知にかなった身体は、単に「健康」（代わりとなる言葉がないので括弧を付けて使用する）な身体ではない。理知に沿って生きることは、社会的な関係においても健康な人生を意味する。四象医学ではこのような観点が特に顕著だ（4章）。

存在の良好な状態に対する東アジアの思考も、歴史的産物であるだろう。しかし東アジアの観点は、「健康」に限らない広義の健康もあるということを述べている。存在の良好な状態について述べるとき、境界を引かれた身体の先を包括する、存在を理解するための枠組みもあることを見せてくれている。

生命

生命に対する知の体系である生物学の発達は、個体主義・個人主義の台頭と脈絡を同じくする（Strathern 2017）。生物学は、個別の存在を生命の中心に据える観点を慣習的に実践してきた。このとき個体間の関係は基本的に序列を成す。生物学、生命科学、生命工学、分子生物学、生命情報学など、生命に対する議論は多いが、生命は皆すべて同じ生命ではない。全ての議論は人間の生命に集約される。今最もホットな話題であるウイルスも、人間の生命のための議論だ。人間が一番上に位置する進化論の生命の樹[3]は言うまでもなく、生命に対する知の構図自体がその序列を恒常化している。個体を分け、上下を規定する観点が「生命」という用語には含まれている。このような言葉の系譜上で、「身体の多様な生命現象」（2章）という表現は自然なものだ。しかし、東アジアの身体－言葉－知のつながりの中にこの「生命」を置けば、何となくぎこちなさがあらわれる。

東アジアのアナロジズム（4章）においては、生命は巨大なネットワークにつながっている。光があり水がある天地の空間が、万物の生命を生かす。ここでの天地は、人間とは距離のある空《そら》と地のことではない。天地は陰陽の一つの姿（天は陽で地は陰だ）として、陰陽の存在論によって人間とつながっている。昼夜の時間も変化しながら生命を活動させ、

3　訳注：チャールズ・ダーウィンが描いた、全ての現世種や絶滅種の関係をあらわした系統樹のこと。

休ませ、生かしている。

火と水のような「物質の状態」もまた、生命を生命らしくする。これは身体の内外にあらわれる。空の太陽［火］と地の水が調和を成すことを、水火交済《すいかこうさい》という。これは天地が調和した姿でありながら（したがって環境危機は水火不交済の問題だ）、身体が調和した姿でもある。身体においては、火の性質をもつ心（心、心臓）と水の性質をもつ腎（腎、腎臓）が調和を成すことが、順調な生命に対する代表的な表現のうちの一つだ。陰陽を通したこのアナロジーのネットワークの中で、どこを切り取り自然の領域とし、どこを切り取り人間の生命の領域とするかは、はっきりとしていない。人間と人間以外に分離される存在についても同じだ。アナロジーの根幹を通して全ての生命が存在としてつながっている東アジアの存在論では、人間と人間でない存在のあいだに明確な境界線が存在しない。人間も人間でない存在も、ネットワークの外に存在する生命はない。一つの巨大なネットワークを成しながら、共に揺らめいている（キム・テウ 二〇二〇）。

「生命」というとき、私たちの視線が慣習的に、境界がある限られた個体に集中するのだとしたら、東アジアの生命について述べることはできない。東アジアの生命について述べるためには、遠大なものとのつながりの中で、視線が拡張されるような思考の習慣が必要となるだろう。

医学

「健康」と治療に対する知と実践といえば、私たちは真っ先に医学を思い浮かべる。西洋医学、東アジア医学、韓医学など、本書でも医学という言葉を多数使用した。医学には医という語根がある。医はそこに異なる言葉をつなげ、さまざまに使用される。医療、医術、医道、医書、医院、医業、医薬、医学哲学、医（療）人文学等々、まるで「医」が接頭語のように使用されながら多くの言葉が生まれた。

しかし、「医」と関連した多くの言葉のうち、どのように医学が代表的な性格をもつようになったのだろうか？　そこには、専門知識と専門家が強調される、国民国家の近代的な医療の体系化との関連がある。[4] 医学のほかに「医療」も多く使用される言葉であり、それもまた専門家の領域という意味合いが強い。「医療」行為は免許がある専門家によってのみ行われなければならない、と法には明示されている。現代社会において、「医」の専門的体系は重要だ。しかし医学が、あるいは医療が、医を代表する理由はない。何よりも、医学という言葉が医を代表することは、医の本質的な精神や態度から遠ざからせる。医は、学問の範疇《はんちゅう》では全てを盛り込むことができないほどの内容をもっているためだ。

「医」の根底には、共感と思いやりの精神がある。ホモ・メディクス（1章）と呼ぶことができる、例外なく医をもつ人類の文化は、人間の存在に対して意味ある問いを投げかける。医は世界にどのように応対するものなのか、という問いだ。基本的に医は、私の外にある存在が私と同じように存在するという認知を前提にしながら、その存在の痛みに対する共感を基本とする。したがって医は、人間の倫理的可能性に関するものだ。これはまた、関係の可能性を意味する。医は基本的に、関係に関するものだ。というのも、自然治癒だけで医は成立しない。存在と存在の出会いの中でこそ、医が成立する。そこには共感と思いやりがある。医学が医を代表する言葉となりながらも、その価値の一部は今や一部の専門領域に極限されたような状況だ。しかし、専門領域で共感と思いやりがうまく具現化さ

4　私たちが今生きている国家は、近代ヨーロッパに起源をもつ国民国家の形態を有している。国民国家は、国家が存在する形式のうちの一つだ。国民国家は多様に特徴づけることができるが、その特徴の一つが、医療の全面的かつ具体的な体系化だ（キム・テウ 二〇一七b：二〇一八a）。

れるものでもない。むしろ、今の医学が最も再考しなければならないものが、まさにこの医の精神だ（コン・ビョンへ 二〇〇二；クラインマン 二〇二〇）。

私の外の存在の痛みに対する共感にもとづく医が、人類の全ての地域と文化に存在する（貧富も人口の大小も問わず）ということは、特筆すべき事態だ。希望をもてることだ。医が意味する共感と思いやりの可能性は、環境危機に対処する人類が必ず再び振り返らなければならないことだ。その可能性を、より広義の私の外の存在と共有しなければならない。そんな時代に私たちは直面している。[5] より広い関係のネットワークを広げることを要請されている。そのような医の可能性を盛り込むことができる言葉が必要だ。

5　カレン・バラッドは、応答能力（response-ability）という概念を通してこれと関連した議論を展開している（Barad 2012）。応答能力は個体・個人中心の責任（responsibility）を超え、より広義の他者たちと倫理的な関係を結ぶための概念だ。単に一つの概念を超え、この言葉もつながりの上にある。倫理―存在―認識（ethico-onto-epistem-ology）がつながった言葉だ（Barad 2007）。

生涯と老年

「生涯」はなく、分離された「世代」だけがある時代だ。流れとしての生涯は無化され、幼年、青年、中年、老年のように、刻まれた世代だけが残っている。これには「医学」も一役買っている。例えば、老年はしばしば医療化・疾病化された世代だ。医療に関する議論が盛んな今のような時代に、高齢者は病弱な存在、つまり病の「対象」とされている（対象に対する議論は次に続く）。生産者の側に復帰しない、福祉の対象とされている。「アンチエイジング」という差別的な視点から眺めれば、老年期は避けるべき生涯の時期であり、高齢者は否定的に対象化される。しかし、老年期とは異常な状態ではない。老年期は気力が落ちる生涯の時期だが、気力が落ちている状態と病の状態とは同じものではない。気力が落ちた状態の健康というのも、当然ありうる。しかし、現状の「健康」の概念にもとづく限り、老年期の疾病化は不可避に見える。肉体の丈夫さと力を強調する「健康」の概念からすれば、「健康な高齢者」は形容矛盾になる。

老年期の対象化は、全体の生涯の流れを分離し、区切られた「老年期」に焦点を当てる。

老年は忽然《こつぜん》とあらわれる世代ではない。生涯という流れの中では、自然な一つの時期だ。生長収蔵の過程で、生・長があれば収・蔵もなければならない（4章）。生と長だけでは生命を維持することができない。秋は広がっていた気を集めるべき時期だ。誰しも若い血気で一生を過ごすことはできない。血気を広げたなら集める必要がある。それが生命であり生涯だ。呼吸も同じだ。吐き出したら吸う必要がある。したがって、青年期と老年期は生涯の両面だ。分けて考えることなどできない。

各世代の問題は互いにつながっている。どちらも流れの中にあるからだ。したがって、今の青年期の問題は、まさにその世代の老年期の問題でもある。青年と老年を分離し、世代を対象化する観点と議論については、改めて考えるべきであろう。生涯の流れと脈絡の中でこそ、世代を眺める必要がある。

対象

コレステロール、血糖値、アミロイドベータと、顔色、脈、声を併置しながら、診断の「対象」を議論した部分（2章）においては、訝《いぶか》しんだ読者がいたことだろう。「コレステロール、血糖値、アミロイドベータは対象だとわかるが、顔色、脈、声のようなものが診断の対象になりうるのか?」このような疑問を抱いたかもしれない。疑問とまでいかなくとも、顔色、脈、声を対象だと呼ぶことに不安を感じたかもしれない。きっと、それらとコレステロール、血糖値、アミロイドベータとのあいだには、質的な差異があるためだ。

対象といえば、私とは距離があり、それ自体としての輪郭線が確実な何かでなければならないようだ。しかし、東アジア医学ではこのような「対象」を前提としていない。脈は主体と対象という構図を離れている(3章、「おわりに」)。脈だけではない。東アジア医学で色を見ることは、正確な明度と彩度を把握することではない。顔色、体型、態度のようなものを見て知ることを、東アジア医学では望診《ぼうしん》と表現する。なぜ見ることを意味する別の言葉を用いて、見診《けんしん》や示診《じしん》などとしなかったのだろうか? 東アジア医学では、主体の意識を動員し、目を見開いて眺めることを重んじないためだ。むしろ観「望」、眺「望」がふさわしい。事態を「受け取る」必要があるためだ。

脈を測るときの「能受動」あるいは「受能動」(能動と受動の混在)の瞬間(「おわりに」)が、色を見るときにもあらわれる。慎重に調べると同時に、一生懸命受け取っている。これは、全てがつながっていることにもとづいた知覚であり、知だ。脈が揺らげば、私も揺らぐ。

色があらわれれば、色が私を揺るがす。メルロ＝ポンティは、この見ることの瞬間を次のように表現した。「見る者は、自分の行使する視覚を物の側からも受けとる」（メルロ＝ポンティ 二〇〇四：199／193）。脈診も望診も、全てがつながっていることを前提とするものだ。

対象という言葉には、世界の存在は分離可能なものであり、把握可能なものだという観点が横たわっている。それは「距離を置く」ことが成り立つときにだけ可能となる存在の理解の方法だ。存在がつながっていると見るならば、「対象」という表現はぎこちなくなるだろう。対象化もまた、ぎこちない表現となる。距離を置いて「対象」を眺めること自体に、すでに対象化が内在している。このような意味での対象化は、重複であり余剰だ。他者化も同じである。他者はすでに他者化されている。あるいは、これら「〜化」は強化の表現だと捉えることもできる。対象化されている対象にもう一度、よりはっきりと距離を置くことで、対象を確実にすることを意味する。対象はまた、ドゥルーズの言葉であらわすなら、再認可能なものだ（「おわりに」）。他者も同じだ。他者もまた主体から抜け落ちており、確実に規定可能で再認可能なものだ。

診断の対象、評価の対象、規定の対象、対象者等々、私たちは「対象」を日常的に使用するが、これは決して軽い言葉ではない。その中には世界に対する姿勢も含まれている。

しかし、対象を前提としない存在論と認識論もある。そのような観点からすれば、「対象」のほうがむしろぎこちなくなる。

気

東アジア医学を主に扱っている本書でも、「気」について述べることは簡単ではなかった。こぶしで虚空を切る（2章）講義室での例を挙げながら、遠回しにでも表現を試みた。このような難しさは、私たちが慣れ親しんでいる世界に対する形而上学的なものの見方と関連している。

存在の能動性を受け入れ、存在からの発話を受け取ろうとするならば、それにつながる概念が必要だ。世界の認識が一方向でなく、対象を固定するものでもなければ、身体の外にある存在との関係を盛り込めるような言葉を用いる必要が出てくるだろう。気はこのような文脈と関連する概念だ。東アジアのような非西欧の形而上学において、気はむしろ自然な存在だ。「対象」ではない世界を知らせるために、なくてはならない概念ともいえる。「対象」を規定せず、存在の行為可能性を開いておくために、必要な概念だろう。それらがあらわす状況を表現しようとする要求が、気という言葉につながっている。まるで近代西欧の形而上学で、理性という概念が当然であるかのように、東アジアの思考において、気は当然の概念だ。他者を確実に述べようとした西欧では、はっきりとした中心を捉えてくれる「理性」が必要だった。「他者」を受け入れ、受け取ろうとした東アジアでは、そのあいだの相互作用をあらわすことができる「気」が必要だった。

気の概念はあらゆるところにある。東アジアにだけあるものではない。主体と他者の相互関係を前提とする多様な行為と思考において、それは難なく観察される。例えば、芸術では基本的に「気」はあちこちに存在する。気という言葉を使用しないものの、芸術家はみな、気を知る人々だ。芸術はみな、気に関するものであるためだ。

芸術の中でも音楽は、空気を流れる「気」の様相であり、もっとも直接的に気が伝わる表現だ。その気の振動を追っていくことで、私たちは感動する。美術は形と色を通して気をあらわす。ポスト印象派は、気を感じられる代表的な思潮だ（3章）。文学は行間の緊張と、予想できない展開への進行、つまり喚起を通して気を伝達する。したがって文学の喚起とは、基本的に換気のことだ。芸術に「気」が込められているのは、疎通する関係を前提にしているためだ。作家たちは作品に「意思」を与える。そのようにして作品を生きさせる。合唱と聴衆のあいだ、絵画と観客のあいだの揺らぎが、まさに気だ。詩と小説に配置された言葉の換気がそよそよ、あるいはどんどんと、読者たちを揺らす。気はさまざまに表現される。その方法として、音楽における聴覚、美術における視覚、文学における言葉がある。ここに触覚まで合わせれば、気の様相を伝達し、受け取ることができる方法は網羅される。評論家は、これらの気に対して専門的に反応する人だ。創作者は気を作品に込め、評論家はその気を感じ、それについて表現する。

芸術に深い関心をもっていたメルロ＝ポンティとドゥルーズのような哲学者たちの議論（「おわりに」）も、こうして気の概念と出会う。例えば、「情動《アフェクト》」の概念は気と深い関係がある。「芸術作品という情動の凝縮」[6]（ドゥルーズ&ガタリ 一九九五：234：イ・ジンギョン 二〇二〇：69から再引用）という文章で、「情動」と「気」を置き換えても不自然ではない。気という言葉を使用せずとも、気について述べているときがある。既存の「思考のイメージ」を離れようとする道の上での思考は、「思考のイメージ」なき思考にもとづく気と出会う。

6　その意味をほどくなら、芸術作品に体現された、読者や観客に痕跡を残す、凝縮した情動のエナジー（気）といったように解釈できる。

本書でも述べることが難しかった気は、実はどこにでもある。気について述べる人もまた、あちこちにいるのだ。

身体―言葉―知―世界のつながりの上で

身体、健康、体力、生命、老年など、身体についての言葉たちは、充分に表現しがたいほどの重みがある。毎日のようにこれらの言葉を使いながら、私たちはある思考を実践し、その観点で世界を知り、生きていく。その観点から離れた言葉を使用しようとすれば、言葉が見つからなくなる。話せなくなる。しかし、そのような難しさを経ても、言葉について解明する必要がある。身体が一つの観点から離れれば、世界もまた揺れるように、身体に対する言葉が一つの観点に規定されなければ、それもまた二つ以上の世界の始まりであるからだ。

日本語版に寄せて

最近の人類学における重要な傾向のうちに、一つに限定されない、「複数」や「多」に関する議論があります。多自然主義(multinaturalism)、マルチスピーシーズ民族誌(multispecies ethnography)、多元世界(pluriverse)、複数の存在論(plural ontologies)などの議論がその例です。『韓医院の人類学』〔原題〕はこのような動向の中で、存在論的人類学の議論にもとづき、「身体を理解する枠組みにおける複数性」について扱っています。東アジア医学と西洋医学を併置しながら、私が韓国の医療現場で行《おこな》った現地調査《フィールドワーク》の資料を用い、その作業を行っています。二つ以上の医療が併存する東アジアは、「身体の複数性」を扱うにあたって非常に興味深く、意義ある現場《フィールド》だといえます。

身体を理解する方法は、医療における診断や用語、治療方法に一貫して通じています。つまり、医療現場の様子や人々の一挙一動にそれがあらわれているのです。例えば脈を測る行為を読み解くことで、東アジアにおける身体は、どのような身体なのかを知ることができます。四時《しじ》、陰陽《いんよう》、気鬱《きうつ》、食積《しょくせき》などの〔東アジア医学の〕言葉も、東アジアで理解される身体とつながっています。鍼《はり》治療と韓方薬による治療も同じです〔韓方は韓医学の別名で、韓国の伝統医学の意〕。韓方薬が本草《ほんぞう》〔薬となる動植鉱物の総称〕の調合で成り立っていることも、東アジアにおける身体の理解に関する興味深い例でしょう。高麗人参《こうらいにんじん》、何首烏《かしゅう》、甘《かん》草《ぞう》、陳皮《ちんぴ》、茯苓《ぶくりょう》等々、本草から構成される東アジア医学の処方は、〔本草を〕加えたり減らしたりすることが容易になされます。〔診療した目の前の患者のために〕新しい処方をつくることも可能です。本草の組み合わせから成る韓方薬は、身体の「可変性」に対する、東アジアの考え方があらわれた医療的手段です。東アジア医学の処方は、一つの物質が基本となる西洋医学の製薬〔化学合成薬〕とは違いがあります。東西の身体に対する理解がもととなり、このような違いが生じます。

身体に関する「複数の真実」は、世界の複数性へとつながっていきます。身体の理解は、その身体が属する世界を、理解する枠組みへと続いているのです。このような文脈で、ミシェル・フーコーの『臨床医学の誕生』は、身体に対する理解が変化した近代医学の誕生の場面を通して、近代的な世界、また近代性について述べようとしました。私たちが生きる世界がたった一つに限定されず、別の世界の可能性も開かれているとしたら、いかがでしょうか？　その可能性は私たちの生と、現在直面している諸問題を考察する際に、転換をもたらす下地となりえます。

『韓医院の人類学』は、私たちの多くが慣れ親しんだ西洋医学の身体の理解とは異なる身体に対する理解、またその理解をもとにした東アジア医学を理解する一助となるはずです。そのような理解が、単に各自の身体のみに対する限定的な理解ではなく、私たちが生きる世界の問題とつながっているということを、本書は強調しています。

『韓医院の人類学』を、日本の読者に読んでいただけることを大変嬉しく思います。本文の「はじめに」で言及した「つながり」が、ここでまた続いていることを実感します。私が医療現場で出会った人々や場面が集まり、『韓医院の人類学』ができました。そして訳者の酒井瞳さんを通じて翻訳され、柏書房とのご縁で日本での出版が可能となりました。このように数えきれない「つながり」が集まり、本書は日本の読者に出会うこととなりました。その「つながり」の前後には、身体と疾病に悩んできた古《いにしえ》の東アジア人たちの存在があり、存在論的転回を主張する今日《こんにち》の人類学者たちもいます。「つながり」が集まり再び続いていく様子は、大変興味深く、私を驚かせてくれます。日本の読者が紡いでくださる「つながり」のネットワークを介して、またその先へと続いていくのでしょう。ここに感謝申し上げます。

二〇二四年四月

キム・テウ

訳者あとがき

本書の読みどころについて、日本でも分かち合いたいと思った背景や、私が訳すことになった経緯を交えながらお話ししたいと思います。

本書が韓国で出版されたのは二〇二一年二月、私が日本で原書を手にしたのが一か月後の三月末でした。新型コロナウイルスの流行により生活が一変し、感染することへの不安、さまざまな規制に対するストレスを抱えながら情報を検索した日々が思い出されます。未知のウイルスということで、専門家も「正解」を模索するなか、専門家以外の立場からすればいっそう、何を「正解」として信じたらいいのかわからず苦しい毎日を過ごしていた方も多いのではないでしょうか。情報の海に溺れるような不安のなか、自らが信じる「正しさ」とは異なる意見に対し、過度に否定的・攻撃的になる人々を目にすることも少なくありませんでした。著者のキム・テウ氏から、出版の知らせとともに著書が届いたのは、そんな折でした。

自らの当たり前とは異なる物事を、別の視線で眺める想像力から生まれる可能性。その「当たり前」が成り立つ背景、仕組みを分解していく過程の面白さ。本書を読んで抱いたこれらの感覚を、日本でも分かち合うことは意味があると思い、ぜひ翻訳させてほしいとキム・テウ氏に申し出たのが始まりです。当時は修士課程修了後に就職した漢方薬局に在職しており、出産を経て育児休暇を取得している最中でした。人類学はもちろん、東アジア医学に関する知識や経験の未熟さは言わずもがなでした。しかしその二つを掛け合わせ、韓国語を日本語に訳すという役割であれば、必ず私がやり遂げたい。そんな向こう見ずな決意を頼りに、まだ0歳だった息子が眠っている合間を縫いながら翻訳を始めました。

ここで、韓国の「韓医学」に関する簡単な説明と、著者との出会いについてお話しさせてください。韓医学とは、韓国における伝統医学を指します。日本の漢方医学と同じく中国の伝統医学に起源をもち、朝鮮半島に伝わったのち、土地や気候、人々の体質に合わせ独自の発展を経て現在にいたります。本書の副題（原書では主題）にある韓医院とは、韓医師によって運営される韓方専門の医院のことです。そこでは四診《ししん》と呼ばれる韓医学の診断法や鍼灸《しんきゅう》が行われ、韓薬がつくられています。一方で、日本と同じく（近現代の）西洋医学にもとづく医療体制も存在します。このように韓国では、西洋医学と韓医学という二つの医学が併存しているのです。よって体調を崩したときの人々の行動や考え方に、日本でのそれらとは違うものが見られます。私は学部生のときに韓国に留学し、初めてそれらを目にしました。自分にとっての当たり前であった医療や身体観とは異なるものを目撃したときの衝撃は、今でも鮮明に覚えています。

卒業後は、漢方とほぼ関係のない人材サービスを展開する会社に入社しました。そこで派遣部門の営業として勤務するうち、漢方に再会することになりました。派遣スタッフ向けの講座運営に携わる機会があり、漢方講座の企画担当になったのです。企画、運営するなかで、漢方に興味を持ったり服用していたり、学びたいと考えている人が想像以上にいることを知りました。不定愁訴《しゅうそ》と漢方の相性の良さなど、その特性に答えがある気がして、漢方と人々の関係について根本的なところから学び、考えたくなりました。その思いが強くなり、再び論文を書くための場所に戻りました。

著者であるキム・テウ氏とは、この修士課程在籍中に出会いました。人類学で漢方を扱うと決めて進学し、人類学の視点から日本の漢方を扱った研究を集めていたところ、韓国の人類学者が研究しているのを見つけたのです。比較対象として韓医学を設定していたため、韓医学に関する人類学的研究も探していました。漢方と韓医学、両方とも研究対象としていたのが、キム・テウ氏でした。

本書は、東アジアの伝統医学を対象に長年人類学的研究を行ってきたキム・テウ氏のフィールドワークがベースとなっています。韓国では見慣れた風景である病院と韓医院での出来事を、人類学者の視線で新しく眺め、分析していく様子が描かれています。どちらか一方の医学の正当性を主張する議論は韓国でなされて久しいですが、こうした議論に終始することに著者は警鐘を鳴らしています。一方しか存在しないのではなく、身体を取り巻く世界は複数あることを、人類学の手法と哲学や芸術の視点も取り入れながら丁寧に読み解いていきます。西洋医学の枠組みから韓医学を見るのではなく、韓医学が身体を見る枠組みを読者に提供することで、身体を、そして身体を取り巻く世界を眺める視線が一つではないことを体感させてくれるのです。一方に優劣をつけることは本書の目的ではありません。相互理解の先にひらかれる、医療の可能性が語られています。世界を眺める視線の複数性を体感すること。これは、韓国とは異なる医療体制下の日本においても、意味のある体験だと私は考えています。

「異なる存在に対する拒否感、嫌悪感」、「当たり前が通用しないことへの恐れや不安」。こうした感情は、医療に限定されるものではありません。科学的だとされる医療の現場でも、医療者のあいだで意見が割れ、互いの科学的根拠を盾に争っている問題はいくつもあります。「科学的」に説明しきれないままになされている行為や信じられている情報・知識もまた、存在します。こうした状況は医療の領域に限らず、私たちを取り巻く多くの分野や日常において当てはまることです。

そういった場面に遭遇したとき、もし、それまでとは異なる視線で物事を眺めることができたなら？　異なる視線で眺める、「異なる世界」が存在するということを、感じることができたなら？　世界を眺める視線の複数性を知ることは、固く絡まってしまった結び目を、やわらかくほどいて新たに紡ぐ準備をするような、希望のある体験になるのではないでしょうか。これまでとは異なる視線で世界を眺めることは、必ずしも心地よいものではないかもしれません。疑問や居心地の悪さを感じるかもしれません。しかし違和感を覚えるということは、異なる世界に触れた自分の中の当たり前が、それによって揺さぶられたということです。韓国の医療現場を調査してきた人類学者の目で、「異なる存在」そして自らの当たり前のあり方を読み解く旅を、読者の皆さんにお楽しみいただけましたら幸いです。

最後に、固く絡まりがちな私の日本語を、どうすれば読み心地のいい日本語になるか根気強くほぐす手助けをしてくださった編集者の天野潤平さんに、この場を借りて心からのお礼を申し上げます。

二〇二四年五月

酒井　瞳

國分功一郎（2013）：『ドゥルーズの哲学原理』、岩波書店。

小林和久（2023）：「第3章　現代を生きる人間の倫理——合理的精神の確立」、『NHK高校講座ラジオ学習メモ』。https://www.nhk.or.jp/kokokoza/r2_rinri/assets/memo/memo_0000001148.pdf?lib=on.

佐藤竜人（2021）：「新しい物質主義の展開と可能性」、『総合人間学研究』15、9-22頁。

千葉雅也（2012）：「ジル・ドゥルーズと生成変化の哲学」（博士論文）、東京大学。

寺澤捷年（1997）：「漢方医学——過去・現在・未来」、『日本東洋医学雑誌』48（2）、163-176頁。

平馬直樹・浅川要・辰巳洋（2014）：『オールカラー版　基本としくみがよくわかる東洋医学の教科書』、ナツメ社。

フーコー、ミシェル（1986）：『性の歴史I——知への意志』、渡辺守章［訳］、新潮社。

前川啓治・箭内匡ほか（2018）：『21世紀の文化人類学——世界の新しい捉え方』、新曜社。

溝口雄三・丸山松幸・池田知久（2001）：『中国思想文化事典』、東京大学出版会。

ラトゥール、ブリュノ（2019）：『社会的なものを組み直す——アクターネットワーク理論入門』、伊藤 嘉高［訳］、法政大学出版局。

Sunder Rajan, Kaushik (2006): *Biocapital: The Constitution of Postgenomic Life*, Duke University Press.〔カウシック・S・ラジャン『バイオ・キャピタル――ポストゲノム時代の資本主義』、塚原東吾［訳］、青土社、2011年。〕

Sunder Rajan, Kaushik (2017): *Pharmocracy: Value, Politics, and Knowledge in Global Biomedicine*, Duke University Press.

Tattersall, Robert (2009): *Diabetes: The Biography*, Oxford University Press.

Weisz, George (2014): *Chronic Diseases in the Twentieth Century*, Johns Hopkins University Press.

World Health Organization Western Pacific Region (2008): *WHO Standard Acupuncture Point Locations in the Western Pacific Region*, WHO.

Zhan, Mei (2009): *Other-Worldly: Making Chinese Medicine through Transnational Frames*, Duke University Press.

Zhang, Yanhua (2007): *Transforming Emotions with Chinese Medicine: An Ethnographic Account from Contemporary China*, State University of New York Press.

邦訳にあたっての参考文献

奥野克巳（2023a）:『はじめての人類学』、講談社。

奥野克巳（2023b）:「「外部」を知ると生きやすくなる…誕生から100年、この時代に人類学を学ぶべき「本当の理由」」、『現代ビジネス』、講談社。https://gendai.media/articles/-/114877?page=2.［閲覧日：2024年4月7日］

韓国文化財庁:「東医宝鑑（世界記録遺産）」。https://jpn.cha.go.kr/public/bbs/selectBoardArticle.do?bbsId=BBSMSTR_000000000311&nttId=29520&bbsTyCode=BBST01&bbsAttrbCode=BBSA03&authFlag=&pageIndex=1&pageNo=3300000&ctgoryId=CTGORY_0000000000141&siteCd=JPN&mn=3_3_1_1［閲覧日：2024年5月10日］

Langwick, Stacy (2011): *Bodies, Politics and African Healing: The Matter of Maladies in Tanzania*, Indiana University Press.

Lei, Sean (2014): *Neither Donkey Nor Horse: Medicine in the Struggle over China's Modernity*, University of Chicago Press.

Lloyd, Geoffrey & Sivin , Nathan (2002): *The Way and the Word: Science and Medicine in Early China and Greece*, Yale University Press.

Lock, Margaret (1980): *East Asian Medicine in Urban Japan: Varieties of Medical Experience*, University of California Press.〔マーガレット・ロック『都市文化と東洋医学』、中川米造［訳］、思文閣出版、1990年。〕

Lock, Margaret & Nguyen, Vin-kim (2018): *An Anthropology of Biomedicine*, Wiley-Blackwell.

Mol, Annemarie (2002): *The Body Multiple: Ontology in Medical Practice*, Duke University Press.〔アネマリー・モル『多としての身体——医療実践における存在論』、浜田明範・田口陽子［訳］、水声社、2016年。〕

Patryna, Ariana (2009): *When Experiments Travel: Clinical Trials and the Global Search for Human Subjects*, Princeton University Press.

Reynolds, Jack & Roffe , Jon (2006):, "Deleuze and Merleau-Ponty: Immanence, Univocity and Phenomenology" in *Journal of the British Society for Phenomenology*, 37 (3), pp. 228-251.

Rosenberg, Charles (2007):, *Our Present Complaint: American Medicine, Then and Now*, Johns Hopkins University Press.

Scheid, Volker (2002): *Chinese Medicine in Contemporary China: Plurality and Synthesis*, Duke University Press.

Strathern, Maryline (2017): "Naturalism and the Invention of Identity" in *Social Analysis*, 61 (2), pp. 15-30.

Farquhar, Judith (2020): *A Way of Life: Things, Thought, and Action in Chinese Medicine*, Yale University Press.

Foucault, Michel. (1994): *The Birth of the Clinic: An Archaeology of Medical Perception*, Vintage Books.〔ミシェル・フーコー『臨床医学の誕生』、神谷美恵子［訳］、みすず書房、1969年。〕

Hanson, Marta (2011): *Speaking of Epidemics in Chinese Medicine: Disease and the Geographic Imagination in Late Imperial China*, Routledge.

Herzberg, David (2009): *Happy Pills in America: From Miltown to Prozac*, Johns Hopkins University Press.

Hsu, Elisabeth (1999): *The Transmission of Chinese Medicine*, Cambridge University Press.

Hsu, Elisabeth (2001): *Innovation in Chinese Medicine*, Cambridge University Press.

Jensen, Casper & Blok, Anders (2013): "Techno-animism in Japan: Shinto Cosmograms, Actor-network Theory, and the Enabling Powers of Non-human Agencies" in *Theory, Culture & Society*, 30(2), pp. 84-115.

Kim, Taewoo (2016): "Tradition on the Move: Emerging Acupuncture Practices in Contemporary South Korea" in *Asian Medicine*, 11, pp. 133-159.

Kim, Taewoo (2017): "Cultivating Medical Intentionality: The Phenomenology of Diagnostic Virtuosity in East Asian Medicine" in *Culture Medicine and Psychiatry*, 41, pp. 75-93.

Kleinman, Arthur (1980): *Patients and Healers in the Context of Culture: An Exploration of the Borderland between Anthropology, Medicine, and Psychiatry*, University of California Press.〔アーサー・クラインマン『臨床人類学——文化のなかの病者と治療者』、大橋英寿・遠山宜哉・作道信介・川村邦光［訳］、河出書房新社、2021年。〕

Lakoff, Andrew (2006): *Pharmaceutical Reason: Knowledge and Value in Global Psychiatry*, Cambridge University Press.

ユン・ウンギョン＆キム・テウ（2020）：「医療人類学の研究動向と展望——概念の展開と医療社会の接点を中心に」〔윤은경・김태우（2020）：「의료인류학 연구동향과 전망: 개념의 전개와 의료 사와의 접점을 중심으로」，『의사학』29: 903-958.〕

ヨ・インソク（1998）：「身体の倫理学——スピノザとイ・ジェマにおける身体の倫理的な意味に関する考察」〔여인석（1998）：「몸의 윤리학: 스피노자와 이제마에 있어 몸의 윤리적 의미에 관한 고찰」，『의사학』7（2）: 178-198.〕

Aronowiz, Robert（2015）: *Risky Medicine: Our Quest to Cure Fear and Uncertainty*, University of Chicago Press.

Barad, Karen（2007）: *Meeting the Universe Half Way: Quantum Physics and the Entanglement of Matter and Meaning*, Duke University Press.〔カレン・バラッド『宇宙の途上で出会う——量子物理学からみる物質と意味のもつれ』、水田博子・南菜緒子・南晃［訳］、人文書院、2023年。〕

Barad, Karen（2012）: "On Touching: The Inhuman that Therefore I Am" in *Differences* 23（3）: pp. 206-223.

Daston, Lorraine & Galison, Peter（2007）: *Objectivity*, Zone Books.〔ロレイン・ダストン＆ピーター・ギャリソン『客観性』、瀬戸口明久・岡澤康浩・坂本邦暢・有賀暢迪［訳］、名古屋大学出版会、2021年。〕

Descola, Philippe（2013）: *Beyond Nature and Culture*, University of Chicago Press.〔フィリップ・デスコラ『自然と文化を越えて』、小林徹［訳］、水声社、2020年。〕

Dumit, Joseph（2012）: *Drugs for Life: How Pharmaceutical Companies Define Our Health*, Duke University Press.

Farquhar, Judith（1994）: *Knowing Practice: The Clinical Encounter of Chinese Medicine*, Westview Press.

Farquhar, Judith（2013）: "Same and Difference in Trans-Local East Asian Medicine" in *Culture, Medicine and Psychiatry*, 37, pp. 105-110.

パク・インヒョ(2018):「'生医学的な世界'への適応――東西の治療が両方受けられる病院で勤務する韓医師の生医学的知識と、(西洋医学の)医師―韓医師の関係構築の過程」〔박인효 (2018): 「'생의학적 세계'에 적응하기: 양한방 협진병원에 근무하는 한의사의 생의학적 지식과 의사-한의사 간 관계 형성 과정」,『한국문화인류학』51(1): 175-214.〕

パク・ソクジュン (2015):『東医宝鑑、科学を論じる――東医宝鑑による精、気、心の講義』〔박석준 (2015): 『동의보감, 과학을 논하다: 동의보감 정기신 강의』, 바오.〕

パク・ユンジェ(2008):「解放後の韓国における助産師制度の成立と変化――ベテラン助産師たちの口述を中心に」〔박윤재, 2008, 「해방 후 한국 조산제도의 성립과 변화: 원로 조산사들의 구술을 중심으로」,『연세의사학』11(2): 34-48.〕

ハラウェイ、ダナ (2007):『フェミニズムと先端科学技術』〔해러웨이, 다나 (2007): 『겸손한_목격자@제2의_천년.여성인간©_앙코마우 스TM를_만나다』, 민경숙 옮김, 갈무리.〕

フーコー、ミシェル (2011):『安全・領土・人口』〔日本語版は高桑和巳 [訳]、筑摩書房、2007年。〕

フーコー、ミシェル (2016):『監獄の誕生――監視と処罰』〔日本語版は田村俶 [訳]、新潮社、2020年、新装版。〕

メルロ=ポンティ、モーリス (1985):『意味と無意味』〔日本語版は滝浦静雄・粟津則雄・木田元・海老坂武 [訳]、みすず書房、1983年。〕

メルロ=ポンティ、モーリス (2002):『知覚の現象学』〔日本語版は竹内芳郎・小木貞孝 [訳]、みすず書房、1967年、1巻。〕

メルロ=ポンティ、モーリス (2004):『見えるものと見えないもの』〔日本語版は滝浦静雄・木田元 [訳]、みすず書房、2017年、新装版。〕

柳父章 (2011):『翻訳語成立事情』〔日本語版原書は岩波書店、1982年。〕

山田慶兒 (2018):『気の自然像』〔日本語版原書は岩波書店、2002年。〕

ジョン・ヨンベク（2008）：『セザンヌのりんご——現代の思想家たちのセザンヌ論』〔전영백 (2008): 『세찬의 사과: 현대사상가들의 세잔 읽기』, 한길아트.〕

シン・インソプほか（2020）：『メルロ＝ポンティの現象学と芸術世界』〔신인섭 외, 2020, 『메를로퐁티 현상학과 예술세계』, 그린비.〕

シン・ギュファン（2007）：「衛生という概念の歴史——清末民国期における衛生論」〔신규환 (2007): 「위생의 개념사: 청말민국기 위생론」, 『동방학지』138: 179-223.〕

シン・ドンウォン＆キム・ナムイル＆ヨ・インソク（1999）：『一冊でわかる東医宝鑑』〔신동원・김남일・여인석 (1999): 『한권으로 읽는 동의보감』, 들녘.〕

シン・ヨンジョン（2019）：「'健康'はない」〔신영전 (2019): 「'건강'은 없다」, 『한겨레』2019년 10월 17일자.〕

全国韓医科大学共通教材編纂委員会（2016）：『本草学』〔전국한의과대학 공통교재편찬위원회 (2016): 『본초학』, 영림사.〕

チェ・ジェシク（2020）：「第一哲学としての芸術哲学、メルロ＝ポンティの美学」〔최재식 (2020): 「제1철학으로서 예술철학, 메를로퐁티의 미학」, 『메를로퐁티 현상학과 예술세계』, 그린비.〕

チェ・デウ（2005）：「イ・ジェマの倫理観」〔최대우 (2005): 「동무 이제마의 윤리관」, 『철학연구』95: 395-415.〕

ドゥルーズ、ジル（2004a）：『差異と反復』〔日本語版は財津理［訳］、河出書房新社、2007年、上巻。〕

ドゥルーズ、ジル（2004b）：『プルーストとシーニュ』〔日本語版は宇野邦一［訳］、法政大学出版局、2021年、新訳。〕

ドゥルーズ、ジル＆ガタリ、フェリックス（1995）：『哲学とは何か』〔日本語版は財津理［訳］、河出書房新社、2012年。〕

Body and the Divergence of Greek and Chinese Medicine.〕

グリーン、ジェレミー(2019):『数字、医学を征服する――高血圧、糖尿病、コレステロールと製薬産業の社会史』〔그린, 제레미 (2019): 『숫자, 의학을 정복하다: 고혈압, 당뇨, 콜레스테롤과 제약산업의 사회사』, 김명진·김준수 옮김, 뿌리와이파리.〕

クーン、トマス(2013):『科学革命の構造』〔日本語版は青木薫［訳］、みすず書房、2023年、新版。〕

コ・ミスク(2011):『東医宝鑑、身体と宇宙　そして生命のビジョンを求めて』〔고미숙 (2011): 『동의보감, 몸과 우주 그리고 삶의 비전을 찾아서』, 그린비.〕

コーン、エドゥアルド(2018):『森は考える――人間的なるものを超えた人類学』〔日本語版は奥野克巳・近藤宏［監訳］、近藤祉秋・二文字屋脩［共訳］、亜紀書房、2016年。〕

コン・ビョンヘ(2002):「ケアの倫理のための、美的・倫理的パラダイム」〔공병혜 (2002): 「돌봄의 윤리를 위한 미감적-윤리적 패러다임」, 『한국간호학회』32(3): 364-372.〕

ジュ・ソンホ(2015):「セザンヌの絵画とメルロ=ポンティの哲学」〔주성호 (2015): 「세잔의 회화와 메를로-퐁티의 철학」, 『철학사상』57: 267-299.〕

ジュリアン、フランソワ(2010):『無味礼讃――中国とヨーロッパの哲学的対話』〔日本語版は興膳宏・小関武史［訳］、平凡社、1997年。〕

ジュリアン、フランソワ(2014):『荘子、人性の道を問う』〔줄리앙, 프랑수아 (2014): 『장자, 삶의 도를 묻다』, 박희영 옮김, 한울아카데미.〕

ジュリアン、フランソワ(2019):『不可能な裸』〔줄리앙, 프랑수아 (2019): 『불가능한 누드』, 박석 옮김, 들녘.〕

ジョン・ウジン(2016):『感応〔情動〕の哲学――韓医学と錬丹術から読み解く東洋の視線』〔정우진 (2016): 『감응의 철학: 한의학과 연단술에서 읽어낸 동양의 시선』, 소나무.〕

キム・テウ（2017b）:「東アジア医学、東アジアの近代性を読みとく窓」〔김태우(2017b):「동아시아의학, 동아시아 근대성을 읽는 창」,『의료, 아시아의 근대성을 읽는 창』, 이현정・김태우 공편. 서울대학교출판문화원.〕

キム・テウ（2018a）:「国民国家の医療体系の中の東アジア医学——舎岩鍼の実践を通して見た伝統医療の存在の仕方」〔김태우(2018a):「국민국가 의료체계 속 동아시아의학: 사암침 실천을 통해 본 전통의료의 존재 방식」,『비교문화연구』24(1): 33-60.〕

キム・テウ（2018b）:「治癒としての人間―植物の関係——存在論的人類学で再読する東アジア医学の本草論」〔김태우(2018b):「치유로서의 인간-식물 관계: 존재론적 인류학으로 다시 읽는 동아시아의학 본초론」,『비교문화연구』24(2): 155-180.〕

キム・テウ（2019）:「東アジア医学の関係的存在論——存在論的転回を通して読む『黄帝内経―素問』、「陰陽應象大論」」〔김태우(2019):「동아시아의학의 관계적 존재론: 존재론적 전회를 통해 읽는『황제내경-소문』,「음양응상대론」」,『의철학연구』27: 59-84.〕

キム・テウ（2020）:「人間と人間でない存在の関係としての医療——存在論的人類学と医療人類学の接点の上で」〔김태우(2020):「인간과 비인간 관계로서의 의료: 존재론적 인류학과 의료인류학의 접점 위에서」,『한국문화인류학』53(3): 121-145.〕

キム・ファンソクほか（2020）:『21世紀　思想の最前線——全地球的な共存のための思考の大転換』〔김환석 외(2020):『21세기 사상의 최전선: 전 지구적 공존을 위한 사유의 대전환』, 이성과감성.〕

クラインマン、アーサー（2020）:『ケアのたましい——夫として、医師としての人間性の涵養』〔日本語版は皆藤章［監訳］、江口重幸・吉村慶子・高橋優輔［訳］、福村出版、2021年。〕

栗山茂久（2013）:『身体の歌——東洋の身体と西洋の身体』〔*The Expressiveness of the*

カン・ソンヒョン（2016）：「メルロ＝ポンティとドゥルーズにおける非知性的総合の可能性――メルロ＝ポンティのセザンヌ解釈と、ドゥルーズのベーコン解釈を中心に」〔강선형 (2016): 「메를로-퐁티와 들뢰즈에 있어서 비지성적 종합의 가능성: 메를로-퐁티의 세잔 해석과 들뢰즈의 베이컨 해석을 중심으로」, 『철학과 현상학 연구』69: 1-29.〕

ギアーツ、クリフォード（2009）：『文化の解釈学』〔日本語版は吉田禎吾・柳川啓一・中牧弘允・板橋作美［訳］、岩波書店、1987年、I 巻。〕

キム・ジョンヨン（2019）：『ハイブリッド韓医学――近代、権力、創造』〔김종영 (2019): 『하이브리드 한의학: 근대, 권력, 창조』, 돌베개.〕

キム・テウ（2012）：「韓医学　診断の現象学と近代的な視線の生成」〔김태우 (2012): 「한의학 진단의 현상학과 근대적 시선 생경하게 하기」, 『한국문화인류학』45(3): 199-231.〕

キム・テウ（2014a）：「衛生、売薬、そして視点の推移――韓国社会の生政治の視点に対する考察〔김태우 (2014): 「위생, 매약, 그리고 시점의 전이: 한국사회 생명정치 시선에 대한 고찰」, 『과학기술학연구』14(1): 35-57.〕

キム・テウ（2014b）：「慢性疾患の数値化の生政治」〔김태우 (2014): 「만성병 수치화의 생명정치」, 『한국문화인류학』47(2): 299-326.〕

キム・テウ（2015）：「韓医学の病名の現象学」〔김태우 (2015): 「한의학 병명의 현상학」, 『철학과 현상학 연구』67: 107-132.〕

キム・テウ（2016）：「比較不可能な文化研究の人類学――生医学と韓医学、認識と実践の分岐を読む」〔김태우 (2016): 「비교불가문화연구의 인류학: 생의학과 한의학, 인식과 실천의 분지 읽기」, 『비교문화연구』22(2): 195-223.〕

キム・テウ（2017a）：「インタビューのない現地調査――東アジアの医療知識に対する人類学的接近」〔김태우 (2017a): 「인터뷰 없는 현지조사: 동아시아 의료지식에 대한 인류학적 접근」, 『한국문화인류학』50(2): 103-133.〕

参考文献

註：韓国語の文献については、著者名、文献名、韓国での発行年のみ日本語で示し、原語は〔　〕内に記した。日本語版が存在する場合は、本文との対応もあり、韓国での発行年をまず（　）内に記し、日本語版の情報は〔　〕内に補足した。そのため、本文中で著者が出典として示すページ数は、韓国語版のページ数であることに留意されたい。

イ・キボク（2018）:「実行の観点から見た李済馬（1837〜1900）の医学——東アジア医学の体系の再構成」〔이기복 (2018): 「실행 층위에서 본 이제마 (1837~1900) 의 의학: 동아시아의학 체계의 재구성」, 『의료역사연구』2(1): 33-73.〕

イ・ジンギョン（2020）:「感応〔情動〕とは何か？」〔이진경 (2020): 「감응이란 무엇인가?」, 『감응의 유물론과 예술』, 도서출판b.〕

イ・ヒョンジョン＆キム・テウ（2017）:『医療、アジアの近代性を読む窓』〔이현정・김태우 (2017): 『의료, 아시아의 근대성을 읽는 창』, 서울대학교출판문화원.〕

医療人類学研究会（2021）:『私たちに痛みを与えるものたち——痛みの医療化に対する人類学の報告書』〔의료인류학연구회 (2021): 『우리를 아프게 하는 것들: 아픔의 의료화에 대한 인류학 보고서』, 후마니타스.〕

ヴィヴェイロス・デ・カストロ、エドゥアルド（2018）:『食人の形而上学——ポスト構造主義的人類学への道』〔日本語版は檜垣立哉・山崎吾郎［訳］、洛北出版、2015年。〕

オ・ジェグン＆キム・ヨンジン（2008）:「'健康'に対する韓医学的考察——黄帝内経を中心に」〔오재근・김용진 (2008): 「'건강'에 대한 한의학적 고찰: 황제내경을 중심으로」, 『의철학연구』5: 19-51.〕

カン・シンイク（2007）:『身体の歴史　身体の文化』〔강신익 (2007): 『몸의 역사 몸의 문화』, 휴머니스트.〕

著者　キム・テウ

延世大学化学科を卒業後、米国ニューヨーク州立大にて文化人類学博士号を取得。現在は慶熙大学韓医科大学教授。伝統医療に関する医療人類学者として、社会文化と医療の相互関係、医療に内在する存在論および認識論を研究している。主要な論文に「韓医学の病名の現象学——人類学的、現象学的接近」「比較不可能な文化研究の人類学——生医学と韓医学、認識と実践の分岐を読む」「インタビューのない現地調査——東アジアの医療知識に対する人類学的接近」「Cultivating Medical Intentionality: The Phenomenology of Diagnostic Virtuosity in East Asian Medicine」「治癒としての人間−植物の関係——存在論的人類学で再読する東アジア医学の本草論」など。

訳者　酒井　瞳（さかい・ひとみ）

愛知県出身。東京外国語大学外国語学部朝鮮語学科を卒業後、大手総合人材サービス会社にて勤務。人材派遣部門の営業職として勤務する中で、働く女性の体調不良と漢方薬の相性に関心を持ち、大学院へ進学。東京外国語大学大学院にて修士号（学術）取得。修士論文のテーマは、「日本と韓国の伝統医療に関する医療人類学的研究——鍼治療における近代性との関係構築を中心に」。大学院修了後、漢方薬局にて漢方相談員として勤務。結婚出産を経て現在は韓国語翻訳やWEBライティングに従事。

二《ふた》つ以上《いじょう》の世界《せかい》を生《い》きている身体《からだ》
韓《かん》医《い》院《いん》の人《じん》類《るい》学《がく》

2024年9月10日　第1刷発行

著者　キム・テウ
訳者　酒井《さかい》 瞳《ひとみ》
発行者　富澤凡子
発行所　柏書房株式会社
東京都文京区本郷 2-15-13（〒113-0033）
電話　（03）3830-1891［営業］
（03）3830-1894［編集］
装丁　中北隆介
組版　株式会社キャップス
印刷　壮光舎印刷株式会社
製本　株式会社ブックアート

ISBN 978-4-7601-5567-5